AF357458

OPUSCULE

SUR CAUTERETS

ET

SES EAUX MINÉRALES-CHAUDES,

Ouvrage nécessaire aux praticiens, et aux personnes atteintes de maladies chroniques pour lesquelles on les recommande généralement.

Par Cyprien CAMUS, médecin de Montpellier.

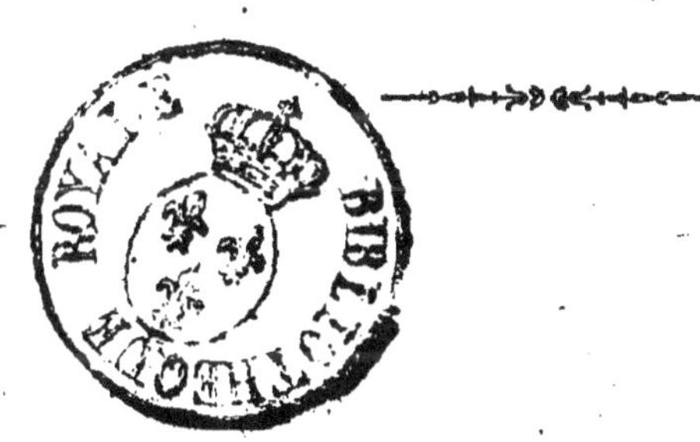

A AUCH,

Chez M.me Veuve DUPRAT, Imprimeur du Roi.

1817.

PRÉFACE

LORSQU'EN 1811, je m'excusais dans une thèse que je soutins à la faculté de Montpellier, des difficultés que j'avais trouvées à donner, de Cauterets et de ses eaux naturelles thermales, des notions exactes, je contractai l'obligation de le faire un jour et de satisfaire ainsi, la vive impatience d'une société d'amis, pour qui ce travail semblait exclusivement réservé.

En quittant Montpellier, je renouvelai, envers ces personnes instruites, l'engagement de faire connaître nos eaux diverses, quelque scabreux qu'il me parut à remplir. Sans cesse, frappé de ce que je ne faisais alors qu'entrevoir, j'eusse peut-être renoncé à mon dessein, si toujours je n'avais eu présent et mon pays et le bien-être des malades. Décidé à exercer ma profession dans un lieu d'eaux minérales aussi nombreuses et aussi fréquentées que celles de Cauterets, j'ai dû prêter à leurs effets la plus sévère attention, afin de savoir ce que jamais personne n'a pris à tâche de publier ni peut-être d'observer, et pour fixer aussi les praticiens sur leurs vertus, chose qu'on a fait à peine et qu'on a fait fort mal ; tous les médecins connaissent le traité des eaux de Cauterets par Boirie, praticien à Pau, et les lettres spirituelles de Bordeu son campatriote, sur les eaux minérales des Pyrénées, etc.

Des faits isolés, étonnans, presque incroyables, des observations éparses, décousues ; c'est là, en effet, tout ce qu'on possède sur les eaux de Cauterets, et peut-être encore sur toutes les eaux connues. Nul médecin n'a cherché à apprécier leur manière d'agir dans le très-grand

PRÉFACE.

nombre d'affections pour lesquelles on les préconise : c'est sur le bruit de ces guérisons merveilleuses qu'on les conseille au hasard ; quoiqu'on en use à tâtons, néanmoins, il est assez ordinaire de les voir réussir même chez les malades profondément atteints, dont elles sont la dernière ressource.

La manière d'opérer des médecins, a favorisé tous ces essais plus dangereux que favorables, et porté un continuel obstacle à cette connaissance d'une utilité bien réelle. Beaucoup ont cru y parvenir, en cherchant à acquérir des notions exactes sur les ingrédiens volatils et fixes des eaux médicinales ; uniquement guidés par les résultats erronés de leurs analyses, ils prêtaient à nos eaux des vertus que leur clinique démentait, et taisaient pour ne point nuire à leurs systèmes, leurs propriétés incontestables ; un plus grand nombre imbus des opinions émises pour l'explication des fonctions de l'économie vivante, la naissance des maladies et les altérations humorales, donnaient à leurs idées la plus grande extension, et se servaient de leurs hypothèses brillantes pour concevoir l'action des sources minérales, négligeant ainsi l'observation et l'expérience, moyen assuré de dévoiler toute certitude.

Bordeu publia ses recherches sur les maladies chroniques, et renversant ces hypothèses qui rendaient la médecine tributaire des sciences physiques, il leur substitua des explications plus séduisantes, il faut le dire aussi, plus raisonnables. Physiologiste sensé et médecin sage, cet auteur ingénieux sut éviter le défaut trop commun à ses devanciers, de torturer les faits pour les soumettre à leurs conjectures ambitieuses. En assignant le désordre des actions vitales, enchaînées à trois centres principaux, la tête, le cœur et l'épigastre, comme produisant le plus grand nombre d'affections chroniques et aiguës, il désigna les lésions de la vitalité, fit sentir les dérangemens qui surviennent dans la marche des mouvemens fluxionnaires, et détermina mieux, qu'on ne l'avait fait jusqu'alors, les anomalies nombreuses auxquelles la sensibilité est sujette. Bordeu répandit encore dans ce précieux ouvrage, des réflexions piquantes sur le développement, la marche et les crises des maladies chroniques, pour lesquelles nos eaux minérales sont utiles, et leurs rapports avec les affections aiguës : mais outre que ces phénomènes sont plus rares qu'on ne pense, et que nos eaux sont loin de guérir toujours, en produisant ces révolutions régulières, ce médecin ne précisa point les espèces où ces terminaisons ont lieu, ni la manière dont elles s'obtiennent ; ces vues ne satisfont donc point sur tout ce qu'il importe de savoir relativement à nos thermales ; puisque surtout, il ne fixa point irrévocablement les cas maladifs où chaque source est préférablement avantageuse, ni la vraie théorie de ses effets.

Sans doute il importe de connaître la marche de la nature, de deviner ses mouvemens, d'en apprécier les forces, d'en préjuger les desseins ; mais pour être utile, il faut de plus approfondir l'essence des maladies, saisir leurs indications et démêler les nuances qui les modifient et qui font tant varier l'action des médicamens qu'on leur oppose. Les observations que je cite, et que j'aurais pu multiplier bien davantage, suffisent pour mettre hors de doute non-seulement les vertus de nos eaux, (chose établie depuis des siècles), mais l'application qu'il est avantageux ou nuisible d'en faire, leur mode d'agir selon la sensibilité des individus, et les élémens divers qui compliquent les maladies. Je prouve qu'elles guérissent souvent à la manière des spécifiques, sans déterminer des crises apparentes.

La méthode d'après laquelle je procède, me semble la seule qui puisse corriger des abus funestes, éclairer les personnes qui sont obligées d'y avoir recours, détruire des préjugés, anéantir des opinions ridicules, établies par des personnes d'ailleurs recommandables, et trop légèrement adoptées par des esprits accoutumés à se repaître de chimères.

J'ai joint à ces vérités pratiques d'une application si journalière, quelques détails relatifs à la topographie de Cauterets; j'ai pensé qu'il serait encourageant pour l'étranger, qui vient puiser la santé dans nos montagnes, de connaître d'avance tout ce qui concourt si éminemment à modifier le naturel de l'homme et l'état physique des malades... je me suis permis toutes ces longueurs peut-être déplacées, en raison d'un motif aussi intéressant.

J'ai voulu encore, pour rendre plus profitables les courses que les baigneurs font journellement dans les vallées voisines supérieures, donner de leurs cascades, des lacs et des pics les plus fameux, des descriptions qu'on jugera peut-être minutieuses, mais dont l'exactitude satisfera, j'espère, les amateurs. Nous devons, comme je l'ai dit ailleurs, presque toutes ces peintures à MM. Azaïs et Laboulinière; ils ont surmonté par tout, les difficultés pour ainsi dire inséparables du genre descriptif; elles offrent, en effet, un piquant intérêt. Ce qu'ils ont écrit de nos vallées, de leurs torrens, des collines, des montagnes et de leurs anfractuosités, etc, n'est point d'une monotonie qui lasse; ils ont su éviter une uniformité fatigante; écueil si difficile! sur tout ceci, nous avons fait *tous nos efforts pour atteindre la perfection, faire sentir aux étrangers des beautés sauvages, dont la grandeur étonne l'imagination et absorbe la pensée, et toucher le montagnard d'un spectacle qui ne fait plus, sur son âme usée, ces impressions fortes et agréables qu'éprouve le naturaliste à l'aspect varié de ces masses prodigieuses!*

J'aurai pu, j'aurai même dû me taire sur tout ce qui regarde la chaleur des eaux minérales, puisque ce que j'en dis, ne change point notre ignorance à cet égard, et ne nous donne aucune connaissance ou plus positive ou plus certaine sur ce phénomène singulier. A quoi bon, en effet, réfuter des hypothèses, lorsqu'on ne peut leur substituer que des hypothèses ou rien?... Mais la chaleur est une des qualités principales de nos sources; il est d'ailleurs si naturel de se demander d'où elle peut provenir, qu'il m'a paru nécessaire de rappeler et de détruire les conjectures les plus généralement admises sur sa formation.

Ma manière de concevoir l'analyse des eaux purement médicale, trouvera sans doute des détracteurs; les anciennes idées sont difficiles à détruire, lorsque des grands noms les soutiennent et les revêtent comme d'une espèce de dignité. Mais les praticiens partageront mon opinion sur l'insuffisance des procédés chimiques, pour la décomposition et la récomposition des eaux minérales; ils n'auront point de peine à les envisager comme des médicamens simples. Les chimistes seuls y répugneront peut-être, attendu que tout ce que j'en dis, renverse leurs merveilleux systèmes, et prouve la nullité de leurs opérations curieuses. Du reste, les travaux de ces messieurs les plus célèbres, mis en opposition, démontrent, ce semble, sans réplique, qu'il est impossible d'avoir, des eaux minérales, une

PRÉFACE

analyse parfaitement exacte... Soyons de bonne foi; la véritable analyse, la seule qui convienne au médecin, c'est l'observation rigoureuse des effets qu'elles produisent sur l'économie animale. Cette opération sans doute est lente et difficile; les bons observateurs sont rares ; peu d'hommes sont exempts de préjugés ; il en est surtout peu doués de cette sagacité, qui saisit les nuances nombreuses et souvent imperceptibles qui accompagnent les maladies, et qui sachent appliquer, avec précision, les remèdes que ces nuances prescrivent. Mais les difficultés dont elle est semée, ne doivent point ralentir notre zèle; nous devons tout faire pour la rendre la plus parfaite possible ; aucune analyse d'ailleurs ne peut remplacer cette opération mentale.

D'après ces vues, si toutefois je puis espérer de les voir adoptées, je veux, ainsi que Bordeu l'avait conçu pour Barèges, publier à la fin de chaque saison, un journal où seront contenus, non seulement les cures heureuses, opérées par nos eaux différentes, avec toutes les particularités propres à préciser leurs vertus, mais encore les effets extraordinaires qu'elles déterminent si souvent, et qu'il est impossible de régulièrement classer... Une souscription sera proposée à ce sujet.

Tels sont en raccourci les divers objets qui composent mon travail; j'ai du traiter les uns et les autres pour parvenir à mes desseins, car je voulais servir l'humanité et mon pays; envers l'une j'ai cherché à remplir un devoir que lui doit tout médecin; envers l'autre, une obligation que je m'étais imposée et que j'ai toujours jugée indispensable. Les gens instruits décideront si j'ai atteint le but par des voies différentes de celles dont on s'est servi jusqu'à ce jour.

CHAPITRE PREMIER.

Description de Cauterets.

Cinq ou six maisonnettes placées près des bains de César et des autres sources de l'est, composaient primitivement Cauterets. Ces misérables habitations suffisaient à quelques montagnards, propriétaires de toute la contrée, et aux étrangers infirmes, que l'antique célébrité des eaux y attirait. Les routes étaient difficiles et dangereuses; on prenait les bains dans de sales bâtimens de construction romaine, prêts à s'écrouler de vétusté, et dont les ruines menaçaient les malades, sans les mettre à l'abri des injures de l'air.

L'abandon de ces cabannes, et la descente de Cauterets dans le vallon où il est aujourd'hui situé, date depuis l'époque de la découverte des eaux *de la Raillère*. Cette source fut fameuse presque à sa naissance : les malades qu'elle guérit y fixèrent de nouveaux habitans, et l'immortel d'Étigny, en perçant la belle route qu'on admire dans cette gorge aride, contribua au-dessus de toute expression à l'agrandissement de l'endroit et à la réputation des sources : Cauterets en effet, n'existe que depuis ce moment.

Cauterets occupe l'extrémité sud-ouest de l'ancienne vallée du Lavedan; il fait aujourd'hui partie du canton et de l'arrondissement d'Argellez. Environ cent maisons toutes commodes et jolies composent ce gentil village. Le marbre, le granit, réunis par la chaux, des schistes en petite proportion, tels sont les salubres matériaux dont elles sont formées. Elles sont toutes couvertes d'ardoise, et planchéiées. Les appartemens en sont très-propres.

On remarque à Cauterets une place triangulaire d'où partent cinq rues de longueur différente. Ces rues sont larges et assez régulièrement bâties : repavées depuis peu d'années, on a eu le bon esprit de pratiquer, sur l'un des côtés, des rigoles où coule sans cesse un eau limpide qui en entretient la propreté.

Les maisons sont situées sur la rive droite du Gave, et adossées contre la montagne des bains, qui les domine à pic à une hauteur de mille toises. Les autres monts qui les bordent sont aussi droits, aussi élevés que ce dernier : tous sont garnis d'arbres de différente espèce : on a lieu d'être surpris, en voyant une aussi belle végétation sur ces rocs escarpés. Le vallon est ici très-resserré, les monts se touchent, et ce voisinage deviendrait funeste, si les arbres qui les couvrent ne protégeaient les habitations contre les vents et les neiges qui de toutes parts les menacent. Qu'ils sont criminels les hommes qui, pour le seul plaisir de détruire, exposent la fortune et l'existence de tous les habitans ! Qui croirait que les plus acharnés à ce genre de dilapidation ont de fortes prétentions à la prud'hommie ? (a)

Le Gave est formé par la réunion de deux torrens fournis par deux gorges, que nous décrirons bientôt : Furieux, il roule des masses granitiques énormes, et parcourt d'une manière sinueuse toute l'étendue du vallon : il ramasse dans son cours, les eaux de plusieurs ruisseaux dont la source est dans des vals secondaires qui, en le grossissant, augmentent sa violence, et le rendent plus impétueux. Le bruit qu'il fait alors en bondissant de roche en roche, invite au recueillement ; ce fracas porte aux pensées tristes : je me suis mille fois surpris dans cet état pénible.

Cauterets manque de promenades régulières, et des gens en tout compassés, semblent les regretter. Ces rendez-vous symétriques ne seraient-ils pas déplacés dans des

---

(a) Espèce d'individus, au maintien et au langage composés, d'un égoïsme et d'une vanité si repoussante, que même en faisant et en autorisant les machinations les plus abominables, ils affectent de s'attribuer tout ce qu'on fait de bien, tout ce qu'on projette d'utile.

lieux où la nature a répandu avec profusion de magnifiques désordres ?.... La main des hommes ne produit que de trop médiocres effets à côté de scènes aussi ravissantes! Que pourrait-on comparer à nos bosquets, à ces ondulations d'un terrain verdoyant qui parent comme d'un doux velouté la pente des monts? qu'a-t-on à désirer, lorsqu'on a vu le sentier de pin, la demeure pittoresque de ce chasseur fameux, les prairies qui l'environnent, les nombreux ruisseaux, dont le cours errant et peu rapide, les féconde et les raffraîchit? Toutes les causes d'impressions douces sont réunies dans cette solitude romantique ; tout y émeut l'âme, tout y porte au plaisir et au pressentiment de la félicité. Avant de la quitter, on visite ses habitans et leur chartreuse, dont le seul ornement est une extrême propreté : près de là, un jardin, des granges, un verger, une cour toujours verte, un pommier qui étale au loin ses branches multipliées, rendent cette demeure délicieuse; tout y respire le bonheur! C'est ce site champêtre, c'est l'attrait de ce séjour, c'est l'urbanité de ces paysans aimables qui attirent plusieurs fois en ces lieux, chaque saison, la société réunie au village : c'est là que guéris ou soulagés, les étrangers vont étaler leur santé, don précieux de nos sources, rendre hommage à leur merveilleuse vertu, et y jouir enfin des plaisirs long-temps attendus, que procure toujours une société choisie.

Toutes les prairies qui bordent et dominent la route de Cauterets à Pierrefitte, sont des endroits jolis, agréables surtout, par les points de vue qu'ils ménagent. Une d'elles est devenue la promenade la plus fréquentée. L'abord en est facile, le local est inégal, ce qui en multiplie les détours et les aspects ; un verd gazon le recouvre ; des noisetiers et autres arbustes, placés sans dessein et avec une irrégularité qui charme la vue, s'y mêlent aux plus beaux arbres, et rendent ce lieu impénétrable au soleil. L'eau qui descend des montagnes, en quittant l'enclos de pin, vient encore dans des rigoles pratiquées avec art, animer ces pentes gazonnées, et baigner ces prés qui fuient sous l'œil en dessinant d'inégales surfaces. L'air qu'on y respire, embaumé du parfum des fleurs, en est doux et frais. Ici, on se sent renaître; débarrassés du tumulte des villes, des soucis des affaires, des fatigues de l'intrigue, de la servitude des égards, les citadins goûtent des plaisirs purs et vrais; ils jouissent un instant de cette tranquillité qu'ils cherchent avec ardeur, et qu'ils sont assez malheureux de ne trouver que rarement.

Un tertre de nature schisteuse, recouvert d'une végétation rabougrie, de serpolet et d'origan, domine cet abri champêtre et le termine : sa hauteur est peu de chose, sa pente est insensible: il faut, pour jouir du paysage le plus varié, gravir ce monticule.

Au midi de ce plateau est Cauterets; dans le lointain du même côté, paraissent les bains de la Raillère, la route qui y mène, et la montagne de *Hourmigas*, dont la face arrondie et parée de sapins, commence, en s'étendant à droite, la vallée de *Gerret*, à gauche, celle de *Lutour*. La cascade qu'alimente son torrent, et qui se précipite en vapeurs, se montre à l'embouchure de la gorge du même nom, et produit un bel effet: des neiges éclatantes, jetées sur un pic élevé, occupent le fonds de ce tableau, où tout paraît sauvage. En descendant et sur les côtés, les monts de *Peguère* et des bains, présentent leur vigoureuse végétation : leurs roches, hardiment entassées, taillées à pic, avancent fièrement leurs flancs jusqu'aux rives du Gave, et semblent l'encaisser. Vers le couchant, se montre la gorge de *Cambascou*, où règne le calme le plus profond. Apres et décharnés, les sommets de *Lys* qui la bornent au midi, offrent des aspects repoussans; son fonds étroit, est cependant agréable. Des tapis de verdure décorent cet asile de bergers; des granges, quelques chaumières, semées de loin en loin, coupent la triste solitude de ce désert. Un ruisseau la partage; on le voit, se précipitant, blanchi d'écume,

charriant dans son cours les débris d'une immense ardoisière , confondre enfin ses eaux avec celle du Gave.

Le versant à droite, appelé *Catarrabes* , présente une
charmante perspective ; les monts offrent partout de
mâles contours, dont aucun accident n'a jamais interrompu
la régularité; de petits hameaux diversement cultivés , les
couronnent. Les escarpemens les plus rapides y sont accessibles et toujours bizarres. Des maisons uniformément
bâties sont partout suspendues; chacune a sa fontaine et
son jardin. On y voit des ruisseaux rapides , bordés de
vertes lisières qui descendent partout, pour donner le
mouvement aux moulins, presque aussi multipliés ici que
les habitations. Des bosquets sont disséminés sur les pentes
de ces verds monticules. Un bois composé de hauts chênes,
dont la sombre vétusté contraste avec les riantes productions de chaque année , domine *Catarrabes* , à une élévation considérable. On voit aussi sur les côtés, et à la
même élévation, les gers (*a*) du même nom, où se complaisent pendant l'été des peuplades nommades et de
nombreux troupeaux; leurs pâturages vont jusqu'aux cimes;
on les traverse pour se rendre en *Azun* par la montagne.

Toujours assis sur le même tertre (appelé *Cautéré*),
et tourné vers le nord, la vue de l'observateur se perd
dans la gorge de Pierrefitte, au fond de laquelle coule
le Gave. Les mugissemens de ce torrent semblent encore
frapper votre oreille; on croit entendre son fracas, on se
figure voir la route plus élevée partout que ce torrent
furieux qui le suit dans ses sinuosités. Des aunes et des
tilleuls l'ombragent sur plusieurs points , et la fraîcheur
de leur feuillage contraste avec l'aridité du bas-fonds et
des versans, qui encaissent et le chemin et le torrent. Les
sommets de ces montagnes sont aussi nus et décharnés;

(*a*). *Gers* , est le terme générique, consàcré pour désigner quelques prairies cultivées dans les vallons les plus supérieurs , et
seulement habités dans la saison d'été.

leur milieu seul possède quelques bergeries, et une mince végétation qui, en récréant le paysage, font oublier tout ce que leurs extrémités ont d'épouvantable.

Au-dessus du Limaçon, et vis-à-vis de *Catarrabes* est la jolie plaine de *Canceru.* Grasse et fertile, l'œil la contemple avec plaisir ; on admire, au-dessus d'elle, ses prairies en amphithéâtre, ses fermes, ses chaumières, dont l'air champêtre et sans prétention, ressemble à la bergère que je vois sous un hêtre, et dont la naïve simplicité fait le seul ornement. Ce revers plus incliné que *Catarrabes* est néanmoins accessible: l'eau qui l'arrose tombe en cascade sur plusieurs points. Il n'offre pas toutefois la même uniformité: des éboulemens, des irruptions aqueuses l'ont détérioré à des époques différentes. L'antique forêt de l'*Artigau*, et les belles sapinières qui occupent des hauteurs, que l'homme ne saurait atteindre, n'ont pu arrêter les terribles débordemens qui ont ravagé ces pentes, jadis si richement boisées. On trouve dans ce lieu de petites plates-formes, où l'audacieux Pyrénéen a bâti des cabanes, qu'il habite l'été. C'est ici, le lieu de repos pour les étrangers qui vont à St.-Sauveur par la montagne, et pour les habitans qui, pour les fêtes de *notre Dame*, aux mois d'août et de septembre, se rendent en dévotion à la chapelle de *Héas.* Avant de les quitter, le voyageur se rafraîchit dans ces chaumières, où le pâtre donne, de grand cœur, du lait, du beurre et du pain de seigle : on est servi dans des vases simples, mais luisans: chez nos pasteurs, aussi la propreté sert de voile à l'indigence. Au midi de ces pâturages est *Lisey*, dont on n'aperçoit que la brèche. De petits ruisseaux le parcourent, se réunissent à l'entrée, et donnent naissance à un torrent qui, avant de joindre le Gave de Cauterets, tombe plusieurs fois en ressaut, et finit enfin par s'y jeter, après avoir traversé le grand chemin de Pierrefitte. Dépourvues d'arbres, les masses qui l'entourent sont hérissées d'aspérités, et menacent de leur chute. Plus bas que *Lisey*, de beaux sapins au noir feuillage garnissent toutes ces hauteurs, à la base desquelles reposent des roches échappées à des époques inconnues.

Le tertre de *Cautéré* n'est pas le seul que Cauterets possède; celui de *Tournero* et de la *Barrère*, situés sur la rive gauche du Gave, ménagent à l'observateur, chacun dans son genre, des points de vue charmans. C'est ainsi que du premier on voit mieux et d'une manière différente, Cauterets et son bassin, la gorge de *Lutour* et sa jolie cascade. Les eaux du Gave paraissent blanchissantes: leur fracas n'est point entendu, on les croirait paisibles: aisément, pour les imaginations de l'âge d'or, elles simulent un fleuve de lait, et les plus douces sensations remplacent l'effroi qu'avait causé leurs affreux mugissemens. Plus spacieux que *Cautéré*, cet asile du plaisir offre encore des pelouses toujours molles, qu'ombragent de superbes noyers. L'air y est pur, vif et chargé des émanations de mille fleurs élégantes ; une maison et des granges complètent le paysage. A *Tournero*, comme sur le monticule opposé, rien n'échappe aux regards: outre les tableaux gigantesques que présentent partout ces monts inaccessibles, leurs neiges et leurs cascades éternelles, les aspects les plus pittoresques sont aperçus : les prés fleuris, les bouquets d'arbres verts, les troupeaux et leurs pasteurs qu'on voit perchés sur ces escarpemens, en éloignant l'uniformité, plaisent à l'imagination, et font naître dans l'âme des sensations diverses: on les quitte avec peine, on les visite toujours avec de nouveaux plaisirs.

CHAPITRE II.

Des cascades, du lac de Gaube *et du mont* Vignemale.

Le grand chemin de Pierrefitte et les endroits dont nous avons parlé, servent de rendez-vous aux étrangers malades à leur arrivée à Cauterets. Leur faiblesse et l'habitude de promener dans des lieux toujours plats, les leur rendent même fatigans à cette époque. Mais, lorsque fortifiés par l'air qu'on y respire, les malades ont commencé à ressentir les effets merveilleux de nos eaux ; lorsqu'à peine ils conservent le souvenir de leurs douleurs, nos environs leur semblent peu de chose ; il faut à leurs membres, jadis énervés, tout comme à leur impatience, des courses lointaines. Les écueils célèbres excitent leur curiosité ; ils veulent s'élever jusqu'aux cimes des montagnes, pénétrer jusqu'aux extrémités des vallées, afin d'y jouir des jeux variés de la nature qui plaisent autant qu'ils étonnent.

Les plus fameux de ces endroits, ceux à qui tout étranger doit rendre hommage, avant de quitter Cauterets, sont les cascades du *Ceriset,* du *Pont d'Espagne ;* le *lac de Gaube,* les trois âpres *gradins du Vignemale* et leurs vastes glaciers. On termine ce voyage fatigant, en parcourant le chemin boréal de la vallée d'*Ossoue,* on visite le lac d'*Estou,* et on revient à Cauterets, après avoir traversé la gorge de *Lutour,* admiré ses belles sapinières et son Gave paisible. On arrive harassé, mais satisfait.

Ces lieux, souvent courus, n'avaient été décrits que depuis peu d'années, quoique bien dignes d'occuper des plumes exercées. Nous devons de la reconnaissance à MM. *Azaïs* et *Laboulinière,* pour les peintures exactes qu'ils nous ont laissé de ces objets magiques. Il importe au voyageur de les connaître avant de les parcourir. Je ne me contenterai donc pas d'une simple analyse :

lyse : je dirai ce que ces auteurs en ont écrit, en prenant dans chacun ce qui convient le plus à mon sujet : le lecteur y gagnera.

Pour atteindre les hauteurs de *Vignemale* et visiter tous ces endroits, on prend le chemin des établissemens du sud. Au-dessus des bains *du pré*, on quitte un instant le sentier du lac de *Gaube*, et l'on se dirige à droite vers l'antre de *Mauhourat*. Un chemin rapide, escarpé, tracé sur un éboulement qui semble s'être refusé à le recevoir, conduit à un petit repos, où toutes les sensations fortes, effrayantes même sont produites. Ce petit repos est pratiqué de la main des hommes. On a mis horizontalement quelques sapins, sur lesquels on a jeté un peu de terre ; une légère solive, à hauteur d'appui, forme le parapet.

C'est là que je voudrais me placer, si je voulais décrire l'imposant et le terrible ; d'une part, le torrent est en pleine cascade ; on est suspendu sur le point même de sa chute ; et cependant, son onde écumante n'est aperçue qu'à travers le feuillage sombre d'un hêtre, dont le tronc est vigoureux et court.

De l'autre côté, une excavation ténébreuse se montre à vos regards : quelques pas faits en profondeur, vous introduisent dans un antre que tout rend horrible. Une fumée et une odeur sulfureuses frappent à l'entrée ; vous êtes bientôt sous une roche d'un fonds noir, recouverte de minéraux. On sent une chaleur qui augmente à mesure qu'on avance. Quelques pierres dépassent un peu le niveau de l'eau minérale, reçoivent et dirigent vos pieds. L'antre est resserré. A son extrémité, on touche aisément la roche de la main et de la tête ; cette roche est brûlante, et en même temps baveuse : le désir de connaître le degré de sa chaleur, fait vaincre la répugnance que l'on sent à la toucher.

On ne reste pas long-temps sous cette effroyable ouverture ; on se hâte de revenir vers la cascade, dont on préfère le mugissement et la limpidité ; mais tout se fait mutuellement valoir dans ce lieu magnifiquement horrible. Après avoir considéré ce torrent, après s'être penché en frémissant sur le bord de l'abîme, on se tourne encore, sans se déplacer, vers la caverne sulfureuse ; on est encore plus frappé de sa roche brûlante et sombre.

On reprend le sentier du lac : quel chemin ! les traces du pasteur, qui, de son pied vigoureux et agile, le parcourt sans cesse, sont parvenues à peine à l'indiquer d'une manière incertaine et légère. Il faut toujours marcher sur des blocs de granit jetés là par des grands éboulemens. Souvent on grimpe sur des marches exhaussées ; quelquefois ces marches s'éloignent, il faut sauter, bondir. Dans un endroit, un quartier de roche s'est appuyé en tombant sur quelques autres ; il repose par ses angles, et l'on passe dessous. On a constamment auprès de soi, le mur de rochers qui a abandonné les masses sur lesquelles on s'avance. Ce mur est tranché, vertical ; sa crête est dentelée ; on voit que rien n'est lié, que tout menace encore : cependant on passe avec sécurité ; de temps à autre on trouve quelques repos, sur lesquels la végétation s'est hâtée de s'établir. Là, d'ordinaire, les sapins se pressent davantage à la faveur d'un angle de montagne. cet arbre noir par son feuillage, du moins à une certaine distance, est une parure convenable à ces rochers sombres et arides.

Bientôt le mugissement du torrent annonce la cascade du *Ceriset*. C'est là, dit Azaïs, où l'émotion, le plaisir, la terreur, l'admiration sont à leur comble. Je n'ai reçu de ma vie, ajoute-t-il, une impression semblable ; je n'ai vu nulle part une réunion aussi complète du magnifique, du terrible, du ravissant. Ce fut avec un véritable cri, que je prononçai l'expression que je répète : « Voilà le chef-d'œuvre de la puissance naturelle ; il n'est rien au-delà. » On descend sur un tapis de mousse élastique, gonflée, humide. Un brouillard enveloppe ; son épaisseur ne répousse point; sa fraîcheur attire. Ce brouillard même qui, un instant cache le tableau, va bientôt en faire la magie.

Le torrent s'élance, se précipite, écume, et où va-t-il se perdre? un voile ravissant empêche de le voir. Sous ses pieds et dans une profondeur tortueuse, un magnifique arc-en-ciel étale la pompe de ses couleurs: il est midi; le soleil semble être monté au plus haut de sa course, pour donner ce spectacle et pour le contempler lui-même. C'est vers lui que le torrent, dans la rapidité d'une chute violente, fait monter une vapeur épaisse qui s'étend, se replie, tourbillonne, se dissipe, est à l'instant remplacée par une vapeur nouvelle. Ainsi, dans le même lieu, dans le même moment, un torrent qui tombe, un torrent qui s'élève..... On est comme jeté au centre de tous les météores à la fois.

Au-dessous de la cascade, le lit du torrent est profond, étroit, sinueux; on peut changer de position, et varier soi-même les magnifiques scènes de ce grand spectacle. Le point de vue le plus frappant est en face de la chute; on est là sous un bel arbre; on est porté sur une roche saillante; l'arc-en-ciel déguise et décore la profondeur de l'abîme que l'on a sous ses pieds. A travers cette gaze brillante et légère, on cherche le torrent; on le voit qui s'écoule, mugit et fume encore. Vaine colère! des rochers te contiennent; le sol s'est aplani: tu as repris, malgré toi, la majesté d'un paisible cours.

Non, mon imagination s'y refuse! je le vois! j'y suis! je ne puis quitter ce lieu superbe et terrible! je veux entendre le fracas de cette eau qui tombe; je veux jouir de mon épouvante! épouvante de l'âme! lorsqu'elle est unie à la sécurité de la réflexion, elle est la source des plus sublimes plaisirs.

Le brouillard me pénètre encore; la pluie est sur ma tête; l'arc-en-ciel est à mes pieds; la cascade est en face de mes regards: que fait-là ce rocher énorme sur le penchant de l'abîme? le torrent le presse, le pousse; il résiste à sa furie: immobile encore par sa masse, mais incliné d'une manière effrayante, il me fait entendre d'avance le fracas de sa chute.... Que je voudrais la voir!

Ce rocher est un des objets les plus frappans de la scène; c'est un énorme prisme à quatre faces, qui sont taillées à angle droit. Il est assis sur l'une de ces faces, et dans le sens même de la cascade. Sa base est sur le bord du précipice; sa longueur est à peu près double de sa grosseur; et cette belle proportion est rendue encore plus régulière par une pyramide qui le termine. Ainsi la nature n'a rien oublié dans la composition de ce lieu magnifique. La régularité d'une masse superbe constraste avec l'irrégularité de ce qui l'entoure; le poids l'immobilité de cette roche contraste avec la rapidité de cette vapeur qui monte; le sombre de la profondeur contraste avec la blancheur de cette eau écumante, et avec les brillantes couleurs de ce voile magique. Cet arc céleste contraste, par sa ligne molle et arrondie, avec la cassure tranchée de ces rochers âpres... Et tout cela ensemble, tout cela inanimé, insensible, contraste bien plus fortement encore avec mon âme qui l'admire, et mon imagination qui le décrit.

Pour atteindre le *pont d'Espagne*, il faut encore marcher demi-heure; on ne trouve de remarquable que deux bassins séparés par deux ressauts de différente hauteur appelés *Pas-de-l'ours* et *Boussés*: ce dernier est le plus élevé de tous. On arrive enfin.... Deux torrens se réunissent; celui de *Gaube*, en roulant sur la croupe inégale d'un large rocher, s'est déjà partagé en plusieurs nappes écumantes. Le second se précipite dans un lit étroit, profond, tortueux et sombre; là, il fuit comme un trait; mais il se poursuit lui-même; comme le temps, il ne cesse de se poursuivre et de se fuir....

C'est un peu au-dessous de l'endroit où les torrens viennent de s'unir que l'on a jeté le *pont d'Espagne*. Les culées fournies par la nature, sont deux masses de granit, taillées d'aplomb, d'une hauteur d'environ 60 pieds, d'une largeur et d'une longueur inconnues.

D'une culée à l'autre, les pasteurs du canton ont jeté transversalement cinq ou six poutres, auxquelles ils ont laissé toute leur rondeur; ils ont garni les vides avec du gazon; ils ont un peu élevé des deux côtés, deux poutres parallèles qui servent de parapet. Tel est le pont en quelque sorte pastoral, sur lequel on traverse un effrayant abîme.

Ce pont termine le val de *Gerret* : il faut le traverser pour aboutir au *marcadau*, et c'est dans cet embranchement qu'est pratiqué le chemin qui conduit au *Port de Cauterets*, par où l'on communique avec l'Espagne. Ce port est situé au couchant de la montagne de *Vignemale*; c'est un passage assez facile. Le *Marcadau* offre une très-belle sapinière.

Après avoir joui des points de vue variés qu'offrent de toutes parts les chutes d'eau du *pont d'Espagne*, les rochers différemment coupés, et les pins qui ont osé s'établir sur leurs flancs, on revient sur ses pas pour prendre le chemin du lac de *Gaube*... Ce sentier ressemble à celui qu'on a déjà parcouru; les pieds ne reposent jamais que sur des blocs de granit éboulés; les montagnes qui accompagnent le voyageur sont toujours déchirées, et menacent de leurs ruines pendantes. D'ailleurs, elles suivent l'inclinaison de la route, c'est-à-dire qu'elles s'exhaussent proportionnellement à la hauteur dont on s'élève.

On rencontre à chaque pas des lieux de repos : des sapins chargés de mousse parasite les ombragent; des flocons de cette mousse, en forme de chevelure, pendent aux plus petits rameaux des branches. Cette chevelure traînante, d'une apparence négligée, d'une couleur blonde, fait un singulier contraste avec le tronc vigoureux qu'elle décore.

On approche des montagnes couvertes de neige, sous lesquelles on présume d'avance qu'on trouvera le lac de

Gaube. Peu à peu le bassin s'élargit ; on aperçoit à droite un enfoncement considérable d'une forme assez arrondie, et d'un sol assez aplani. C'est évidemment un ancien lac qui a rompu ses digues. Le Gave serpente paisiblement sur la surface du fonds : là, il ne paraît plus qu'un faible ruisseau au milieu des grandes masses qui l'environnent ; le Gave a besoin de faire un grand bruit pour être quelque chose...... On avance enfin ; après avoir gravi une assez légère éminence, une plaine d'eau se montre.

Le lac de *Gaube* présente un beau spectacle au milieu des monts escarpés qui l'environnent. On est frappé de voir une telle masse d'eau à une si grande élévation. Cependant, ce n'est point à cette élévation que d'abord l'on songe. En voyant des montagnes couvertes de neige et beaucoup plus hautes, on oublie que l'on a soi-même beaucoup monté ; on ne compare pas le point où l'on est à l'infériorité du point du départ, mais à l'exhaussement du point où la vue s'élève.... Sa circonférence est de 6 kilomètres environ, et sa plus grande profondeur de 50 mètres. Il abonde en truites. Ces eaux calmes et limpides réfléchissent par un beau jour, les rochers qui l'avoisinent et les hautes sommités qui forment sa grande enceinte. On voit sur ces bords, du côté du couchant, des masses énormes qui l'ont en partie comblé ; quelques débris ont roulé du haut des monts jusques dans le centre de ce vaste réservoir ; une barque de pêcheurs procure aux curieux qui vont le visiter, le plaisir d'une promenade par eau, au milieu des plus hautes montagnes. On aperçoit, très-distinctement, des rivages du lac, la montagne de *Vignemale*, dont les glaciers éternels, frappés par les rayons solaires, deviennent resplendissans, et semblent rapprocher cette grande masse du spectateur qui la contemple avec étonnement et admiration ; c'est un point de vue magnifique que ce grand et vaste tableau, dont le cadre et la surface sont également dignes d'intérêt. Pour approcher de la triple sommité de *Vignemale*, il faut tourner le lac à droite, et suivre un sentier, à peine praticable, à travers ces débris granitiques dont l'existence est due, sans doute, à quelque grand ébranlement, et qui se présentent jusqu'au sommet de cette gorge ; ils proviennent tous du versant qui borne la vallée à droite. Du lac jusqu'au pied de *Vignemale*, on monte sans cesse, et l'on rencontre cinq ressauts successifs toujours moins élevés, à travers lesquels le Gave s'est ouvert un passage. Il en est résulté autant de cascades, dont la première, qui se voit très-distinctement des bords du lac, est la plus remarquable ; autant de vallons successifs, et dont l'étendue va toujours croissant, séparent ces chaussées naturelles, et sont le réceptacle des débris des montagnes. Quelques pâturages peu fertiles y alimentent des troupeaux dans la belle saison ; le troisième offre à droite l'aspect d'une jolie cascade ; le dernier a une très-grande étendue ; des fragmens considérables de quartz ocracé se présentent à l'entrée, et du côté droit ; plus loin, d'énormes blocs de pierre calcaire l'encombrent de toutes parts ; toute sa surface est recouverte d'un gravier silicieux, calcaire et granitique, à travers lequel serpentent de nombreux filets d'eau qui se réunissent à l'issue pour donner naissance au Gave, après avoir baigné quelques pâturages humides et marécageux. Le fond de ce bassin, qui est en tout comparable à celui de *Gavarnie*, est occupé par un énorme glacier qui a 30 à 40 mètres d'épaisseur dans la partie qui touche au mur contre lequel il est adossé, et qui présente une inclinaison considérable. Toute sa surface est recouverte d'une couche de neige qui, à son tour, se transforme en glace cristalline et transparente, comme la grande masse dont on ne saurait mesurer l'étendue ; elle offre, sur plusieurs points, des crevasses en forme de fissures, qui ont jusqu'à 10 mètres de profondeur, sur quelques décimètres d'ouverture.

La montagne coupée à pic n'offre pas la régularité de celle du *Marboré* ; mais elle forme un cirque comme elle.

C'est contre ce cirque qu'est adossé le glacier qui se prolonge par des larges nappes de neige jusqu'au près du sommet de la montagne, à travers les anfractuosités qui séparent les trois pics.

Il faut deux heures pour se rendre du *lac de Gaube* aux pieds du glacier de la montagne de *Vignemale*. Elle est la plus élevée des Pyrénées françaises, sa hauteur est de 1722 toises. C'est un groupe de sommités innombrables, entassées les unes sur les autres, et formant un noyau d'où descendent des prolongemens qui séparent les vallées *d'Ossoue* et de *Cauterets* en France, celles de *Broto* et *de Thène* en Espagne; ces prolongemens conservent encore une grande élévation loin du noyau qui leur a donné naissance, et présentent plusieurs pics très-remarquables.

On peut aborder *Vignemale* par le *lac de Gaube* qui, comme on l'a vu, est un prolongement de la gorge de Cauterets, ou par la vallée *d'Ossoue*, qui débouche dans celle de *Gavarnie*. C'est par la première de ces deux vallées, ajouteM. *Laboulinière*, que je suis parvenu au plus petit des trois sommets de cette montagne, le seul que l'on puisse atteindre : c'est aussi de cet observatoire, qui n'est inférieur à la grande sommité que de trois ou quatre cents mètres, que j'ai vu bien distinctement et par le plus beau jour, toute l'ordonnance des monts qu'il domine, et même de ceux qui se trouvent un peu plus élevés.

Du *lac de Gaube*, on commence à apercevoir la masse gigantesque de *Vignemale* qui, vu de ce point, présente une perspective comparable à celle de *Marboré*, mais dont le cirque, quoique plus étendu, n'offre point ces gradins symétriques et ce contour régulier qui caractérisent celui de *Gavarnie*; il y a plus de rudesse, plus d'âpreté dans les formes, et l'on aperçoit comme des déchiremens qui sillonnent profondément, et de haut en bas, toute la surface de cette imposante barrière.

Lorsqu'on approche du cirque, on voit, dans toute leur

élévation, les trois pics inégaux qui, de ce côté-là, sur-
montent l'énorme masse de *Vignemale*; on les nomme les
sommités jumelles; celle qui est à droite est la plus élevée;
elle s'appelle, en langage du païs, *et soum-déra-costa*,
le sommet de la côte. Les deux autres, placées sur la
même ligne, de l'est à l'ouest, n'ont point de nom; elles
décroissent dans le rapport de leur éloignement du pic
principal. Entre tous les trois, se voient de larges et profondes anfractuosités dont le fond est rempli de neige;
leurs flancs arides en sont aussi couverts sur plusieurs
points, un énorme rocher est situé, comme une clef de
voute, entre le premier et le second de ces pics, à une
grande distance de leurs sommités.

On ne saurait aborder en face ce mur perpendiculaire,
dont les fondemens semblent raffermis par l'énorme tas
de glace qui se trouve à sa base, et qui offre une surface
très-inclinée. Il faut nécessairement se diriger vers la
gauche pour gravir sur le troisième pic. On monte très-
rapidement, dès le point de départ, à travers des amas de
neige que l'on rencontre à chaque instant, et des roches
escarpées sur lesquelles il faut s'élever comme par une
échelle. Il faut deux heures pour atteindre le sol qui se
trouve à la base du pic, et d'où l'on domine sur le vallon
de l'*Oulette*.

On voit alors en face et dans la ligne méridienne ce
troisième pic sur lequel on peut gravir, sans de grandes
difficultés, à travers des fragmens calcaires qui couvrent
tout le flanc de la montagne. Avant d'arriver au sommet,
on traverse plusieurs tas de neige qui se prolongent jusques dans l'enceinte du cirque par une pente assez rapide,
ce qui commande quelques précautions pour les passer;
il faut encore une heure de marche pour atteindre le
sommet d'où l'on domine toutes les hauteurs voisines.
Alors se voient, dans toute leur étendue, ces larges
ravins, ces immenses anfractuosités qui séparent les sommités jumelles, dont les arêtes, coupées à pic, ôtent tout

espoir de communiquer de l'une à l'autre ; chacune est entourée d'un vaste glacier d'une profondeur incommensurable, que l'observateur étonné, considère avec effroi, d'une élévation que la vue ne saurait apprécier.

Toutes ces neiges, toutes ces glaces ne forment qu'une seule masse, dont le centre se trouve entre les trois pics, et les hauteurs situées plus au midi. De ce centre, dont la surface est immense, partent des prolongemens qui s'étendent de tous côtés, entre les différens mamelons des montagnes circonvoisines, et parviennent jusqu'aux sommets des vallées qui aboutissent à *Vignemale*, pour fournir à l'écoulement de divers gaves ou torrens: le plus considérable de ses prolongemens paraît être celui qui descend dans la vallée *d'Ossoue*; il est probable que ceux qui se dirigent du *côté de l'Espagne* sont moins étendus.

Parvenu à ce point de vue, on regrette peu de ne pouvoir atteindre les deux autres sommités. Et si l'on se tourne du côté du nord, on voit bien distinctement à l'est, et sur le même plan, du nord au sud, d'abord le *pic du midi*, qui ne présente aucun glacier visible ; puis *Neou-bielle*, dont le flanc occidental est chamarré de neige ; sur un plan un peu moins éloigné, le *Pimené* qui n'a point de glaciers, et le *Mont-perdu* tout couvert de frimats. Plus près, et sur la même ligne que le *Mont-perdu*, d'orient en occident, on voit le *Marboré*, ses gradins et la *brèche de Roland*, vaste môle presque-entièrement couvert de larges nappes de neige ; plus en de-çà sont le *pic blanc* et *pouey mourou* ou pic noir.

Directement au nord, et sous les yeux du spectateur, se trouve l'arête des montagnes qui sépare le val de *Lutour* de celui de *Gaube*; on le nomme dans le païs *costa de l'Oume* (côte de l'Homme.) A l'est du val de *Lutour* se voient les montagnes de la vallée de *Gavarnie*, avec lesquelles se continuent celles du versant boréal de la vallée *d'Ossoue*, dont les sommités se présentent sous la plus heureuse perspective. On remarque à l'extrémité, le pic de *Succugnac*, qui paraît peu éloigné ; il ne faudrait guère que deux heures pour aller, du point où l'on est, par cette vallée, au village de *Gavarnie*, près duquel elle débouche.

Un peu à gauche, on voit, dans tout son cours, le val de *Gaube* qui présente à son extrémité, sous le plus beau des aspects, le *Lac* du même nom ; plus loin, la vue se repose sur les hauteurs qui bordent au nord le val de *Gerret* et sur le *Monné* qui domine Cauterets et paraît avoir une grande élévation. Plus à gauche, est la crête qui sépare le val de *Gaube* de celui du *Marcadau* dont les sommités portent différens noms dans le pays ; au-delà sont les montagnes qui bordent à l'est la vallée d'*Azun*.

Tout-à-fait au couchant, est le *pic du midi* de Pau, qui fait partie de la crête centrale. Vue de ce point, la bifurcation de la sommité paraît très-distinctement, et c'est ce que l'on nomme la *hourque* (la fourche) ; la partie du côté droit a l'aspect d'une tour quarrée ; l'autre ressemble assez à un dôme de forme conique.

Si on se retourne du côté de l'Espagne, la vue est interceptée, à peu de distance, par plusieurs monts qui font partie de *Vignemale*, et dont la nomenclature est très-incertaine ; ils bornent au midi, la vaste mer de neige qui se trouve au centre de cette grande masse ; on en désigne trois sous les noms de *Cerbellona*, *plan d'Aube* ou plateau du *Levant* et *Montferrant*. Le premier est à l'ouest ; il répond au *Soum-dera-Costa*, et c'est le plus élevé. Le second est situé à l'est ; ses flancs sont tous couverts de neige ; on pourrait atteindre son sommet qui est fort-haut, et voir de là, les restes du glacier et le versant d'Espagne ; c'est par la vallée d'*Ossoue* qu'il faut l'aborder. La troisième sommité est située entre les deux autres, elle paraît aussi être la moyenne en hauteur.

A l'est de toutes ces sommités, est une échappée de vue qui laisse apercevoir une partie de l'Espagne, et plusieurs

plans du versant méridional des Pyrénées ; un embranchement de la vallée d'*Ossoue* paraît offrir, de ce côté, un
passage facile qui, probablement conduit aux mêmes
points que le port de *Gavarnie*.

Tels sont tous les objets, tous les points de vue qui se
présentent aux yeux de l'observateur, situé sur la troisième sommité de *Vignemale* ; c'est incontestablement l'un
des aspects les plus beaux et les plus variés que puissent
offrir les Hautes-Pyrénées.

CHAPITRE III.

Du Monné, etc.

Les baigneurs, réunis à Cauterets, font souvent à ces lieux des visites solennelles : on fait ensorte d'être nombreux ; on simule une caravane ; on mène des pasteurs, dont la force, l'agilité, la gaîté et le bon appétit ne sont pas les choses qui étonnent le moins ; on porte sur-tout abondamment de quoi manger. Les heureuses dispositions qu'on a toujours dans ces courses, sont encore augmentées par l'air vif qu'on y respire, par la nouveauté du plaisir, par la singularité des sites, et une foule de circonstances qui rendent ces parties extrêmement aimables : jamais on n'eut à se reprocher cette curiosité ; le corps en revient plus vigoureux, l'esprit plus satisfait. . . . La grandeur de ces masses, l'irrégularité des vallées, la variété de leurs aspects, le nombre infini des belles cascades qu'on y trouve, le lac et les glaciers, composent un ensemble qui n'a rien d'égal dans les Pyrénées. Ces objets font sur l'imagination des impressions fortes ; on oublie dans ces lieux *Gavarnie* et ses beautés, on oublie tout, pour n'admirer qu'eux seuls.

Excité par tous ces objets, le voyageur visitera, avant de quitter nos montagnes, *Monné*, sommité placée à l'ouest de Cauterets. Tout ce qu'une plaine immense, et des pics multipliés peuvent offrir de remarquable, il l'apercevra de cet observatoire magnifique. C'est lui, en effet, que doivent gravir ceux qui dans un moment veulent saisir l'ordonnance générale de la chaîne, et la position respective des pics et des masses dont elle est formée. Tout s'y présente sous des aspects ravissans ; leur rapprochement ajoute à tout ce qu'ils ont d'imposant et de majestueux ; c'est à tort, qu'on lui préférerait le *Pic du midi*. Placé comme lui présque en avant des Pyrénées, on dirait, vu de la plaine, qu'il domine les monts supérieurs qui l'entourent. . . . Très-escarpé du côté d'*Azun*, il est facilement accessible en partant de Cauterets. . . . Le chemin de *Cambascou* est celui qui conduit à *Monné* ; rendu à *Arresto*, on longe ensuite un instant le Gave de ce nom ; on admire avec frayeur les éboulemens qui ravagent ce versant et les fouilles de l'ardoisière. Il faut demi-heure pour arriver au pont sur lequel on traverse le torrent : on se tourne à gauche, et l'on grimpe un des sentiers rapides pratiqués sur cet énorme renflement ; le gazon qui les couvre le rend très-glissant ; tous sont rudes. On atteint bientôt *Cinquet*, petit plateau où se trouvent quelques cabanes ; des bergers, plusieurs sources d'eau vive. De vertes pelouses qu'arrosent ces eaux limpides, invitent à se reposer. Le chemin est toujours dans la gorge, qui devient plus évasée à mesure qu'on s'élève ; des moutons suspendus sur les flancs des monts qui la bordent, y paissent le thym et le serpolet. En s'élargissant, cette gorge devient un instant moins inclinée : les pentes sont par-tout herbeuses. Divers plateaux, nommés *Cuyeoués*, coupent en plusieurs sens cette espèce de val qui, dans cet endroit, communique aux *Gers* de *Serres*. D'ici paraît *Peynère*, sommité isolée, aride et très-aigue où se voit une brèche spacieuse, dirigée du nord au midi, qui sert de passage aux nombreux habitans de ces grands précipices. Le dernier de ces plateaux appelé *Cinquet Chibirou* est parfois occupé par des neiges, lorsque l'hiver a été nébuleux et très-froid. On se repose encore avant d'entreprendre l'ascension de *Monné*, qui est longue et pénible sans offrir de grandes difficultés. Les plus petits sons sont ici réfléchis. On entend trois échos bien distincts à de très-petites distances. Ici finit presque toute production végétale ; des joubarbes, des saxifrages, quelque géranium parent de loin en loin les faces de ce roc rapide. On n'entend plus ni torrent ni cascade; les izards et les aigles habitent seuls ce désert; les neiges même n'y tiennent plus, si ce n'est dans les cavités et sur quelques rebords; en un mot, rien n'y renouvelle le sentiment de la vie; la plus affreuse stérilité déclare à chaque pas son antique décrépitude... On monte par des sentiers étroits, tracés obliquement, repliés l'un sur l'autre, et comme en zig-zag, sur le flanc de la montagne. Lorsqu'on n'a plus que quelques toises à grimper, les difficultés augmentent; des pentes de neige durcie vous arrêtent: d'un côté, les escarpemens sont rapides: en traversant les neiges, on arrive plus vîte; le danger est nul si l'on a des crampons et des bâtons ferrés. On aboutit à une espèce de col, et bientôt, par des gradins que présente une roche presque droite, on atteint le but; de l'autre on monte à pic; il faut ici bien assurer ses pieds, s'aider souvent des mains et choisir toujours des roches bien assises; on s'élève ensuite jusqu'à la cime, en longeant le versant d'*Azun*; si cette ouverture est occupée par des monceaux de glace, comme il arrive quelquefois, elles bouchent le passage, et l'ascension de ce côté est impossible; il faut dans ce cas se diriger par les neiges.

Parvenu à la crête, qui n'a que trois à quatre pieds de large dans toute son étendue, on jouit d'un spectacle difficile à décrire... Directement au midi se déploient l'enceinte du lac de *Gaube*, les cascades multipliées qui descendent du *Vignemale*, et ses glaciers resplendissans; au milieu d'eux naissent les trois sommités jumelles, dont la teinte sombre contraste agréablement avec la blancheur éblouissante de ces neiges durcies.... *Culaus* s'y trouve encore avec ses horribles anfractuosités. Au sud-ouest des glaciers, on aperçoit *Camalés* et *Hique-uncle*, limite imposante de deux empires. Entièrement à l'occident paraît le *pic du midi* de Pau, dont la cime est bifurquée et les faces irrégulières... On découvre au bord de l'horizon vers le sud-est *Marboré*, la *Fausse brèche* et celle de *Roland*,

dominée par les tours majestueuses de ce mont célèbre ;
plus loin et du même côté, on voit la tête du *Mont perdu*,
ses étrenels frimats, sans cesse couronnés de nuages ; on
voit encore *Neoubiëlle Bergouns* et mille autres som‑
mités, dont les beaux aspects vous ravissent et vous en‑
chantent. En avant de la chaîne, et à une grande éléva‑
tion se montre le *pic du midi de Bigorre* avantageusement
situé, et très-accessible. Au nord se déploient les vastes
plaines du *Bearn*, du *Bigorre* et des départemens circon‑
voisins. De ce côté enfin, l'œil s'égare jusqu'aux lieux
éloignés où l'azur du firmament et la teinte sombre
des terres unissent et confondent leurs bornes.... Après
avoir joui de ce majestueux et grand tableau ; après
avoir considéré les configurations bizarres, les anfractuo‑
sités horribles, les fissures profondes, les couleurs rem‑
brunies et sauvages de ces monts nombreux ; on rabaisse
ses regards avec plaisir sur les objets, qu'on touche pres‑
que, de cet observatoire monstrueux. Des précipices vous
entourent ; le versant d'*Azun* n'offre de toutes parts que
de larges ravins, des amas effroyables de décombres qui
terminent le val de *Bun* ; tout y fournit l'aspect d'un
riant jardin qu'arrose le *Gave*, dont l'œil se plaît à par‑
courir les sinuosités. Celui du midi ne présente que des
escarpemens épouvantables, d'immenses fondrières et le
dos écorché des montagnes de *Lys*, au fond desquelles
on aperçoit les plateaux de même nom. On voit aussi *Cam‑
bascou* ; il arrive parfois d'entendre les bêlemens des trou‑
peaux qui le couvrent. Alors on est agréablement distrait
sur ces hauteurs où tout est silencieux, effrayant, où l'on
se croit abandonné de la nature entière. Le lac d'*Illheue*
se montre à la gauche des sommités de *Lys* ; les eaux en
sont bleuâtres et paisibles, les monts qui les bornent âpres
et décharnés. Cauterets paraît à une grande profondeur ;
les pics des *bains* et de *péguère* semblent avoir perdu de
leur élévation ; leur niveau paraît le même ; leurs crêtes
dentellées possèdent quelques pins antiques que le hasard

y a

y a placé de distance en distance. La vue en est jolie....
Tout près, vers le nord, ces monts s'abaissent et forment
divers amphithéâtres de collines, qui s'étendent jusqu'aux
vallons de *Sales* et d'*Argellez*, dont on admire la pom-
peuse culture et les beaux paysages..... On abandonne
enfin cette sommité schisteuse et calcaire plus difficile à
descendre qu'à gravir.

CHAPITRE IV.

Considérations sur les vallées, et particularités topographiques.

Quelque imparfaite que soit la peinture de ces objets, plus d'un voyageur me saura gré de l'avoir entreprise. Ces lieux fameux offrent, à tous ceux qui les visitent, autant de surprise que d'intérêt; et de belles situations, des points de vue remarquables ne pourront que vivement intéresser, surtout les étrangers qui viennent user de nos eaux minérales, s'ils se pénètrent encore de l'idée bien vraie, que la fréquentation habituelle de plusieurs de ces endroits, en impressionnant fortement leurs sens, et en nécessitant un exercice un peu pénible, peuvent contribuer pour beaucoup aux bons effets qu'on attend de leurs vertus. Avant de nous entretenir de leurs propriétés médicinales, et toujours dans le même but d'utilité, nous nous permettrons quelques détails relatifs à la formation des vallées, au climat, dont l'influence est si grande sur la santé des habitans, et par conséquent, sur celle des malades. Nous parlerons encore des productions du sol, de sa nature et de bien d'autres particularités dont la citation serait un hors-d'œuvre.

Les géologues nous disent, que les divers bassins des Pyrénées ont été, à des époques inconnues, d'abord comblés, puis des lacs que des révolutions ont détruit: les vallons ne sont même, pour certains de ces génies supérieurs, que des grandes fentes, produites par la rupture et l'écartement des montagnes que ces vallons traversent. Cauterets aurait donc été primordialement un lac ou, selon d'autres, son bassin serait le résultat d'un affaissement ou d'une élévation des faces opposées. Le même changement aurait eu lieu pour les gorges supérieures, placées au midi et au sud-ouest de ce bassin principal.

Les vallées ne seraient donc pas de formation première, elles ne seraient pas aussi anciennes que les monts qui les dominent, aussi nécessaires qu'eux à la salubrité, à la culture... Quelque grande qu'on suppose notre crédulité, peut-on se persuader que des secousses violentes, des mouvemens intestins, des agens destructeurs aient amené les singularités frappantes que le globe nous offre? Le feu ne paraît pas avoir produit celles qui nous occupent; le sol ni les parois de nos montagnes ne présentent d'aucun côté les indices de son action; rien ne démontre qu'ils aient été exposés au contact d'une masse incandescente: ici point de laves, point de basaltes, nul vestige de volcans éteints. Nos montagnes sont par couches ou par gros blocs, tout y paraît régulier, une main sage les a formées... Sont-ils aussi symétriquement arrangés les amas créés, tout-à-coup, par les tremblemens de terre, par les feux souterrains? Et si les eaux ont creusé ces vastes escavations, comment les masses entraînées ont-elles moins résisté que celles qui sont existantes? leur nature était-elle plus friable? Mais les sommités des monts que nous voyons encore, sont bien moins durcis que le sol de ceux qui ont disparu... Qu'elle était donc grande leur force d'inertie! Et que pouvaient contre elle les oscillations d'une mer agitée? Que peut encore aujourd'hui l'océan furieux contre les rochers où ses vagues se brisent? Non, ce n'est point à des agens destructeurs que sont dues nos fertiles vallées; elles ont été créées en même-temps que les montagnes; elles sont toutes l'ouvrage du suprême architecte; elles sont ainsi, parce que sa volonté les fit telles, parce qu'elles ne sauraient être mieux pour notre utilité particulière, pour la solidité du globe....

Croirons-nous mieux que les vallées et les bassins élevés aient été dans quelques temps des lacs? Que sont donc devenus les matériaux immenses qui comblaient ces vallées nombreuses, au moment où la mer en agita les fondemens? Que sont devenus surtout les débris des digues naturelles de ces amas d'eau autrefois si multipliés? ils n'ont pu se pulvériser; les éboulemens, les alluvions qui se renouvellent depuis des siècles, offrent sans cesse des phénomènes semblables. On voit toujours que les atterrissemens que forment les torrens, les avalanges contiennent de grandes masses : témoins le chaos de *Gavarnie*, la route entière de Cauterets au lac de *Gaube* où l'on voit mille fois plus de ruines et de décombres que dans la gorge de *Pierrefitte* à *Cauterets*, qui dût cependant s'ouvrir en entier, pour laisser échapper les eaux que contenait cet ancien lac : pareil phénomène, et sans doute à la même époque, dût arriver en *Azun*, à *Barèges* et dans les autres endroits des Pyrénées. Qu'on compare ces bouleversemens immenses à ceux que nous voyons de temps à autre, et qu'on se demande s'ils ont pu jamais survenir?... Quoi, une avalange entraînera avec elle des atterrissemens énormes ; des vallées entières se formeront, les montagnes s'écrouleront à des profondeurs considérables, et nul vestige ne se montrera? Qu'on parcoure la magnifique plaine d'*Argellez*, et qu'on y cherche les roches de toute espèce qu'ont dû y porter les lacs d'*Azun*, de Cauterets et de *Barèges*, le jour où leurs eaux entraînèrent les masses qui les retinrent long-temps captives. On y trouvera du sable, quelques schistes, des cailloux roulés, peu de roches calcaires, mais nul monceau de pierres instantanément formé : nul bloc de grandeur extraordinaire que de semblables désastres produisent toujours.

Quoiqu'il en soit de ces conjectures, la vallée de Cauterets est dans une direction transversale à la chaîne où elle se trouve située ; sa longueur est d'une lieue, son fonds est étroit et irrégulier, sa profondeur considérable ; son élévation d'environ 400 toises ; barrée au midi par la montagne de *Hourmigas*, elle reçoit sur plusieurs points de son étendue, cinq ou six vallons latéraux et beaucoup plus élevés qu'elle. Les parois des monts qui la bordent, ne présentent point des étranglemens et des renflemens alternatifs ; leurs flancs , quoique escarpés, tiennent à une souche solide où semble se complaire une végétation aussi belle que variée. Son sol, composé de gros cailloux roulés et autres débris de roches primitives , est recouvert d'une terre sablonneuse et légère plus ou moins altérée par les substances animales et végétales qu'on y porte , et triturées par les eaux qui les baignent sans cesse.

Le *Limaçon* sur la route de *Pierrefitte* , présente des monticules et des quartiers de roches calcaires , échappées des hauteurs opposées ou entraînées par les lavanges et les irruptions aqueuses qui se forment chaque année dans les ravins de deux montagnes. Leurs renflemens se touchent presque dans cet endroit , et si dans aucun temps l'enceinte du vallon de Cauterets a été occupée par un lac , sa digue naturelle commençait au *Limaçon*.

Le côteau de *Barrère* , et la base de *Peyrenère* sont encore du carbonate de chaux ; il faut ensuite s'élever jusqu'aux hauteurs de *Vignemale* , pour trouver cette roche en masses d'une énorme grandeur.

Le schiste abonde à Cauterets en plus grande quantité que le marbre. Les monts parallèles de *Pierrefitte* au *Limaçon* sont presque tous schisteux , formés par feuillets très-épais et de couleur brunâtre ; ils présentent partout des vides et des pointes hérissées, immage de leur décrépitude. Leur utilité est trés-bornée. *Péguère* , du côté qui borde *le Gave de Cambascou* , a sa base schisteuse ; l'*Artigau* l'est en partie , et les rochers qui supportent *Lisey* le sont encore ; on voit presque à l'entrée de cette gorge une carrière d'ardoise en exploitation depuis quelques années. Celle de *Cambascou* l'est depuis long-temps. Les feuillets de ce schiste sont minces : l'ardoise qu'on en retire est bleuâtre , sonore et très-compacte ; il n'en est point dans le département de plus estimée.

C'est le granit surtout qui compose nos montagnes. La majeure partie de celles de Cauterets offrent partout de

grosses masses de cette roche primitive où nulle stratifica-
tion n'est apercevable. D'autres possèdent à leur surface
des bandes bien déterminées, sans qu'aucun indice fasse
présumer que ces conches se continuent dans l'intérieur.
Celles qui avoisinent les sources sont sans doute inter-
posées par des bancs argileux et calcaires, entre les joints
desquels filtrent les eaux minérales et les eaux communes,
dont leurs faces sont quelquefois couvertes. Ces divisions,
quoi qu'on en dise, ne sont point régulières; elles varient
même à l'infini dans chaque montagne, dans chaque
groupe aussi bien que leur inclinaison. Peu de ces montagnes sont de granit pur; leur nature est fort-hétérogène.
Le mica, le quartz, le spath, souvent même une substance
métallique en sont les élémens les plus considérables.
Aussi les masses échappées qui couvrent nos prairies, et
celles plus grandes encore que le *Gave* a roulées, varient-
elles beaucoup pour leur dureté, leur couleur et la finesse
de leur grain.

Nos monts contiennent encore quelques autres productions pierreuses, comme cristaux de roche, etc., et sans
doute aussi des mines; ainsi que l'annoncent certains fragmens que le *Gave*, dans ses débordemens, a porté dans
la plaine, et dans lesquels on trouve des paillettes de cuivre,
d'argent: le fer aussi en colore beaucoup. On voit encore
de la plombagine dans les montagnes qu'on cotoye, pour
se rendre à *Pierrefitte.* Ces mines sont en trop petite
quantité, et d'une exploitation trop difficile pour qu'on y
travaille jamais. Nous le désirons du moins, ne fût-ce que
pour la conservation de nos forêts, déjà si délabrées par
l'imprévoyance la plus condamnable, et la malversation
la plus criminelle.

Telles sont à peu près la nature et la manière d'être
des substances pierreuses et minérales, contenues dans
nos montagnes, si dissemblables d'ailleurs par leur hauteur, leur forme, l'inclinaison de leurs faces correspon-
dantes et la situation respective de leurs conches...

La vallée et les gorges latérales, de même que les plateaux élevés qui s'y trouvent, renferment des productions végétales nombreuses, piquantes par leur beauté, précieuses par leur vertu. Chaque région présente des espèces différentes, selon qu'il faut à leur développement plus ou moins d'humidité, plus ou moins de chaleur, un sol plus ou moins gras.

Les cimes de plusieurs monts possèdent le *pin de Riga* à tige rouge et résineuse; le *Marcadau* et le versant méridional de *Péguère* possèdent encore le *laricio de Corse*, remarquable par sa hauteur. Le sapin abonde dans nos contrées; on en trouve beaucoup dans les vals de *Gerret* et *Lutour*. A des hauteurs moins élevées, on voit le hêtre et le chêne. La plaine n'offre que des frênes, des noyers, des cérisiers, des peupliers communs, trembles et d'Italie; on y voit aussi des platanes, des tilleuls, des acacias, des saules pleureurs, beaucoup de noisetiers, peu d'arbres à fruit.

Le vallon et les jardins possèdent à peu près les légumes et les simples qu'on voit par tout.

Quelques monticules fournissent le caille-lait, plusieurs campanules, la douce-amère, l'œillet sauvage, la bugle, la benoite, l'origan, le serpolet, l'arrête-bœuf, des mousserons et des morilles blanches, etc.

Catarrabes et *Canseru* présentent de plus la grande consoude, la fumeterre, l'osier blanc, la garance, le buis, le houx et deux variétés de *navets* d'un goût exquis.

Les haies offrent partout l'aubépine, le cynorrodon, le liseron des champs, le chèvre-feuille, le sureau ordinaire, la saponaire, le fraisier et le lierre-terrestre, etc.

Dans les champs cultivés, on voit l'orge, le seigle, le petit-millet, le blé serrasin: peu de froment, d'avoine, et de maïs: les lentilles y croissent encore, le lin y vient aussi; mais il est bien loin de fournir à la consommation qu'on en fait à Cauterets, où le linge est sans cesse exposé à l'action de l'eau chaude et de la vapeur sulfureuse. On fait même pour laver les lessives, l'excellente eau du *Gave*, qu'on trouve trop froide.

Enfin les vals, et plus particulièrement celui de *Gerret* offrent au botaniste plusieurs espèces intéressantes qu'on chercherait vainement dans les bas fonds. Les *sonchus*, remarquables par des grandes feuilles et par leurs fleurs corymbifères d'un bleu tendre se présentent à l'entrée. Le *lac de St.-Martin* à la gauche du *Ceriset* offre en quantité des sorbiers des oiseaux, le sureau, le laurier-rose, des valérianes, des gentianes à fleur bleue et jaune ; plusieurs véroniques, des pentes entières couvertes de fraisiers, framboisiers, de raisins d'ours, du chardon sans tige, la cynoglosse, l'ellébore, le garou et du beau rodendron, etc.

Après le pont d'Espagne, *Leclot* contient la digitale pourprée, l'aconit-napel, des belles saxifrages. Le chemin n'offre que des orchis et des grandes gentianes: celui de *Lisey* présente de plus des asphodèles en quantité. Les forêts qui entourent ce plateau, de même que celles de *Lutour*, contiennent abondamment des potirons et des morilles plus noires, plus grosses que celles qu'on cueille dans nos prairies, mais beaucoup moins estimées que ces dernières. Il serait trop long de rapporter toutes les espèces que récèlent nos vallées, surtout la classe très-nombreuse des lichens; il suffira de cette énumération pour tenir lieu d'une flore complète.

Les animaux sont ici moins variés, et quelques-uns moins nombreux que dans d'autres contrées ; mais aucun ne semble y dégénérer. La vipère est le seul reptile vénimeux qu'on y rencontre. Les couleuvres s'y trouvent en grand nombre ; elles se complaisent dans les lieux où surgissent les eaux minérales ; elles y acquièrent même une grosseur telle, qu'elles seraient effrayantes si on ne connaissait leur innocence ; cette particularité fut attribuée long-temps aux eaux sulfureuses. Leur apparition est ici moins fréquente qu'à *St.-Sauveur* et autres endroits des

Pyrénées; on n'en voit jamais dans les maisons, et très-rarement dans le voisinage. Nous devons cet agrément sans doute à l'éloignement des sources.

Les insectes (papillons) y sont nombreux, surtout sur la montagne où leurs couleurs sont plus vives et plus variées. La difficulté, et même l'impossibilité qu'il y a à les prendre dans ces lieux scabreux, fait que j'ai mis peu de soin à me procurer ces êtres inutiles et peu intéressans.

Parmi les oiseaux on distingue le coq de *Bruyère*; le geai, le pinson, la pie, les perdrix grise, blanche et rouge; dans l'automne, le millet y attire des grives et des cailles; le gland des palomes; dans l'hiver, les canards sauvages et les flammants couvrent le Gave. Les milans et les aigles y habitent toujours, de même que les corneilles, dont nous avons deux variétés:

Les cimes les plus aiguës et les plus désertes sont fréquentées par les izards; malgré leur légéreté et leur adresse, nos montagnards leur font la chasse avec succès; il en est même qui n'en promettent jamais envain. Les forêts leur offrent encore des loups, des boucs sauvages et des ours. Les blaireaux, les renards, l'écureuil, le lièvre, etc, habitent les endroits inférieurs, boisés et caillouteux.

La truite est le seul poisson que nos gaves fournissent; elle diffère dans chaque torrent pour le goût et la couleur. Celles de *Lutour* et de *Cambascou* sont plus noires; les truites saumonées du *lac*, sont les plus estimées.

Les animaux domestiques sont la poule, le canard, le cheval de race bonne et jolie, la vache et la chèvre, le bétail à laine qu'on fait parquer dans l'automne à son retour de la montagne, et le chien de berger, remarquable par sa taille, son courage et la longueur de son poil.

L'homme, à Cauterets, est d'une haute stature, bien fait, agile; ses cheveux sont châtains, son teint frais et coloré; laborieux à l'excès, il est encore courageux et intrépide;

il est aussi vain et intéressé. Nos montagnards passent pour très-grands marcheurs ; ils sont généralement très-gais au milieu même de leurs occupations pénibles, et plaisantent avec finesse ; ils ont beaucoup de ce qu'on appelle esprit naturel ; peu le cultivent, et ce don précieux les rend verbiageurs et pédans. La danse et les jeux fatigans sont de leur goût ; ils excellent surtout à lancer la hache, la pierre, la boule, et l'on voit souvent des Basques fameux et des Béarnais, adonnés à ce genre d'exercice, se rendre à Cauterets pour essayer leur force et leur adresse, et se retirer presque toujours vaincus et humiliés.

Le sexe quelquefois joli y est toujours gracieux ; les femmes y ont la taille svelte et bien prise ; elles ont les yeux noirs ou châtains, leur physionomie est douce et vive, leurs chairs belles, leurs dents très-blanches. Plusieurs ont leur contenance et leur manière d'être hommasses, ce qui provient sans doute des travaux fatigans auxquels elles se livrent dès leur bas-âge. Elles sont pubères de douze à dix-huit ans ; toutes allaitent leurs enfans.

Les mariages y sont heureux et féconds ; le grand concours d'étrangers qui s'y rend chaque année, n'a pas visiblement altéré leurs mœurs ; on ne s'y ressent point encore de la corruption des vastes cités. Les habitans, il est vrai, durant la saison des eaux, sont entièrement occupés de leurs affaires ; leur esprit, tourné au travail, n'a pas le loisir de se livrer à d'autres objets.

La classe des cultivateurs et des bergers y vit long-temps : parmi eux les octogénaires sont en grand nombre. Celle des manouvriers, les porteurs surtout vivent peu : à soixante ans, sans exception, ils sont déjà caduques : livrés à des travaux plus pénibles, ils hâtent encore leur décrépitude par leur intempérance.

En général, leur nourriture est bonne et bien apprêtée ; leur pain est fait avec du seigle et du froment : ils abusent du maïs et du laitage : depuis quelque temps, toutefois, ils en mangent moins ; ils boivent aussi plus de vin, et cette modification dans leur régime, rend moins communes les affections du système lymphatique... Dans l'été, les tables y sont somptueuses; le pain, le veau, la pâtisserie et le laitage y sont exquis; le mouton y est moins estimé.

L'eau est leur boisson ordinaire dans toutes les circonstances où ils se trouvent; mais l'eau glaciale, battue des torrents, fournie par les neiges fondues, et presque jamais l'eau de source, quoique nous en ayons plusieurs: l'étranger préfère ces dernières; il craint avec raison l'eau vive du Gave, dont l'impression stimulante produit souvent des désordres chez les personnes habituées à une boisson moins pure et moins froide.

La température varie singulièrement à Cauterets dans toutes les saisons de l'année. Le froid sec y est vif et continu dans l'hiver; le lait, l'urine et le vin y sont ordinairement congelés. L'humidité l'accompagne presque toujours; il est alors plus impressionnable et plus malfaisant: aussi lui voit-on produire toutes les affections dites catarrhales, provenant d'une transpiration dérangée; pulmonies, dissenteries, rhumatismes, etc.

Dans le printemps, le froid et l'humidité se continuent jusqu'à la fin d'avril. Les mois de mai et de juin sont ordinairement très-beaux; les vents se taisent, le temps est calme: juillet est souvent brumeux: août est sec et chaud: septembre et octobre sont beaux: les matinées et les soirées en sont fraîches; il neige ordinairement les premiers jours de novembre: le temps est ensuite froid et sec le reste de ce mois: enfin décembre amène les frimats, et jusqu'au mois de mars, Cauterets n'est qu'un désert affreux.

Les vents du nord-ouest règnent quasi toujours à Cauterets dans toutes les saisons de l'année; celui du sud soufle quelquefois aussi. On doit au premier toutes les maladies à types différens, à élémens simples, inflammations, lésions des premières voies auxquelles les habitans sont d'autant plus sujets, qu'ils mangent beaucoup de laitage et du maïs, alimens très-nourrissans, mais peu toniques. Essentiellement faibles et susceptibles de réaction, les élémens nerveux compliquent parfois leurs affections. On voit ces complications funestes dans l'été, lorsque le vent du midi soufle; la putridité suit quelquefois les fièvres primitives ; les dyssenteries et la petite vérole y ont eu ce caractère alarmant.

Les vents d'ailleurs n'y sont dangereux qu'en changeant brusquement la température ; ils ne charrient jamais des miasmes nuisibles; leurs qualités premières sont en outre altérées par les glaces et les neiges qu'ils traversent, et celui du midi, par exemple, n'anéantit jamais l'énergie musculaire, comme il le fait à Montpellier et à Naples. Ainsi ces transitions heureusement ménagées éloignent presque toute disposition maladive, et entretiennent la santé et la vigueur des habitans.

La gravelle et la phthisie sont deux maladies assez communes: les femmes sont surtout sujettes à cette dernière; naturellement irritables, épuisées par l'allaitement, elles font encore des excès dans le vin, et ce vin blanc soufré exaspère leur sensibilité, amène des tubercules aux poumons, la fièvre lente et la mort. Les eaux de la *Raillère*, si prônées dans les affections de poitrine, sont nuisibles à cette espèce.

On voyait autrefois à Cauterets quelques familles goîtreuses ; le nombre en est aujourd'hui fort petit. Jamais d'ailleurs cette affection n'y fut endémique comme dans plusieurs villages du vallon d'*Argellez* ; jamais les goîtreux ne furent imbécilles, comme les Cretins dans diverses parties des Pyrénées... Les personnes chez qui se trouvait cette hideuse maladie, étaient toutes pauvres; elles habitaient des lieux bas et mal-sains; l'air qu'elles respiraient, était froid et humide ; leur nourriture grossière et pesante. Le goître accompagnait alors comme aujourd'hui les constitutions cacochimes, humorales, dans lesquelles la diathèse scrophuleuse se montre sensiblement; il est, quoi qu'on en dise, une modification de cette maladie dégoûtante; et toutes les circonstances morbifiques qui relâchent les solides, affaiblissent la vie, altèrent les humeurs, produisent le développement de la glande thyoïde et celui du système lymphatique. Ces tumeurs deviennent chaque jour plus rares chez les gens aisés, qui sont bien vêtus, bien nourris et surtout sainement logés; qui usent modérément d'un vin et de mets fortifians. On les voit disparaître chez les enfans, à qui l'on donne les premières années de leur vie, des remèdes toniques, fondans, et surtout des poisons atténuans, comme muriate de Barite, ciguë, mercure, sublimé, etc., qui en détournant la marche des modifications vitales, appliquées à former le goître, appellent la sensibilité sur l'action délétère de ces substances, et suspendent sa formation. Je suis parvenu par ces moyens à en faire disparaître quelques-uns, et à en arrêter plusieurs autres au milieu de leur accroissement, même chez des personnes qui le portaient héréditairement; car cette affection est un héritage funeste et journalier, qui se perpétue de génération en génération, dans les familles qui évitent même avec le plus grand soin, les causes qui l'ont originairement produit. Les exemples en sont incontestablement vrais, et malheureusement trop nombreux.

C'est là sa véritable étiologie, et c'est parce que les habitans de Cauterets vivent autrement que leurs ayeux qu'ils en sont généralement privés. Qu'on ne dise donc plus que le goître n'atteint que ceux qui s'abreuvent d'eau de glace et de neige; que ceux plus nombreux encore qui sont soumis à l'influence continue d'une chaleur jointe à la stagnation de l'air. Les efforts que nécessite un accouchement labourieux, et tout autre mouvement brusque et violent, ne seront plus regardés que comme propres à l'aggraver; on songera moins encore à l'attribuer, avec M. *Wichman*, à l'habitude où sont les montagnards, de

porter de lourds fardeaux sur la tête, et de grimper, et
de descendre ainsi les pentes élevées qu'ils habitent.
Nulle part en effet, on ne boit plus d'eau de neige
qu'à Cauterets; dans aucun lieu non plus, on ne fatigue
davantage à porter de grands poids, puisque la récolte
de toute espèce est ainsi charroyée à des grandes distances
par des chemins sans cesse montueux. J'ai même remarqué qu'aucun de nos porteurs, pas même les plus
âgés, ne sont goîtreux, et l'on sait s'ils sont accoutumés à
ce métier pénible. Ils chargent ordinairement leurs têtes
d'un quintal et demi, deux quintaux et davantage.

Je ne conçois pas non plus comment M. *Smith* a pu
classer le goître parmi les hydropisies. Cette idée qu'on a
qualifiée d'ingénieuse, me paraît absurde. Les analogies
desquelles on a encore appuyé cette opinion, sont déplacées; car, qu'elle ressemblance, trouve-t-on entre le bron-
cocèle et la tumeur du col, produite par un spasme dila-
tatoire qui survient sympathiquement chez quelques femmes aux époques menstruelles? on ne saurait non plus y
voir un emphysème: chez les enfans comme chez les gens
âgés, à son début comme aux époques de son plus grand
développement, cette tumeur est dure, grumuleuse,
skirreuse.

Ces considérations suffiront, ce me semble, pour douter
de l'influence des causes qui ont toujours été jugées favorables à sa production, et pour assigner son essence. Le
succès du traitement ne pourra que convaincre les vrais
praticiens, et le goître ne sera pour eux qu'un des enfans
de la diathèse lymphatique... Toutefois, sa cause formelle
embarrasse, et le naturaliste reste en droit de demander ce
qui dispose la glande thyroïde à ces engorgemens monstrueux, plutôt que toute autre partie du système auquel
elle appartient? Bien des personnes goîtreuses en effet,
n'ont aucun autre signe d'affection écrouelleuse; à cette
tumeur près, elles sont l'image d'une santé parfaite, elles
semblent avoir un tempérament vigoureux et robuste.

Chez elles sans doute, la diathèse a perdu de son énergie; leur corps s'est fortifié de génération en génération par le régime; la glande thyroïde seule se ressent de ses premières impressions, et je serai porté à croire que dans ces cas très-communs, ces cagots n'ont été influencés par aucun agent externe, mais qu'ils portent, en naissant, le germe de ce mal singulier. D'autres, au contraire, fortement infectés de cet acre inconnu, généralement bouffis de ce virus, ayant les glandes du col, des aisselles skirreuses ou en suppuration', sont néanmoins privées du goître. Pourquoi, lorsque toute la lymphe est corrompue, lorsque tout le système est atteint, la glande thyroïde est-elle intacte? pourquoi aussi, dans le premier cas, n'y a-t-il qu'elle de malade? Il est sans doute une cause particulière du goître, une disposition spécifique de l'organe où il a son siège, qui y fixe la petite quantité d'acre scrophuleux que l'individu récèle, et la thyroïde manquant de cette disposition, le goître ne survient point, la lymphe fut-elle même totalement infectée.

Plus généralement cependant, les cagots sont scrophuleux : on voit chez eux, avec le développement de la glande thyroïde, un teint bouffi et plombé ; les glandes cervicales tuméfiées, l'esprit tantôt lourd, tantôt précoce ; ils sont encore tourmentés de désirs vénériens ; le goîtreux en un mot, n'est qu'un cagot dégénéré ; il conserve toujours un peu de son allure, et souvent aussi un défaut plus ou moins absolu de facultés intellectuelles....

Les cagots furent vraisemblablement une nation défaite, forcée de fuir dans des pays mal-sains, enfoncés dans les montagnes, dont la position leur ménageait une retraite assurée ou une défense facile... Ces peuples, en proie aux privations de toute espèce, impressionnés sans cesse par un air crasse, mal-abreuvés, minés par les chagrins, affaiblis par la misère, furent atteints de maux nombreux, peut-être même de maladies nouvelles. Ils éprouvèrent sans doute les premiers les affections du système lym-

phatique , que ces causes produisent si bien... Beaucoup
dûrent succomber ; abhorrés de leurs voisins , ceux-ci
les privaient de tout ce qui pouvait leur être avantageux ;
devenus hideux par leurs maux, on finit par les fuir comme
des monstres. Unis pour s'opposer à une plus rude servitude que leur faisaient craindre l'état abject où ils étaient
réduits, ces malheureux proscrits contractèrent entr'eux
des alliances ; ils confondirent ainsi leurs infections , et
leurs enfans portèrent l'empreinte de leur décrépitude.
Par succession des temps et par l'influence continuelle
des mêmes causes, les maladies dégénérèrent, firent des
progrès jusqu'alors inconnus, et le goître ne fut qu'une
extension des vraies scrophules. Placée hors de tous les
centres de la vie, la thyroïde devait être la dernière portion du système lymphatique infectée ; aussi le fut-elle ;
inhérent enfin à la constitution, pas un individu n'en fut
exempt.

Réputés infâmes et maudits, longt-temps séquestrés de
tout ce qui n'était pas eux, ces préjugés funestes enraci-
nèrent ce vice exécrable, et l'aggravèrent. Ces préjugés
s'affaiblirent toutefois ; plus humains que leurs pères , les
descendans de leurs vainqueurs finirent par les plaindre
et par adoucir leur sort jusqu'à ce moment si malheureux.
Dès-lors, ils vécurent mieux; les communications une fois
rétablies entr'eux et leurs voisins, leur aisance augmenta ;
ils rendirent leurs habitations plus saines, leur sol fut mieux
cultivé, l'air ne contint plus de miasme dangereux, de
qualité délétère... Sans doute ils ne tardèrent pas à éprouver quelque heureux changement dans leur santé en général. D'âge en âge, par un régime mieux entendu, leur
constitution et leur tempérament, ont repris de leur vigueur primitive; l'équilibre a été rétabli entre tous les
systèmes, et le lymphatique n'est plus atteint aujourd'hui
de cette débilité comme spécifique, que chez un petit
nombre d'individus qu'entretiennent encore les causes qui
le produisirent originairement.

La

La thyroïde placée hors de l'influence de tout centre vital, fut la dernière atteinte; elle sera aussi la dernière à guérir. Espérons qu'un régime plus sain, que l'emploi sage et continué de certains moyens fondans dont l'utilité est déjà reconnue, que l'usage modéré du vin surtout et des mariages bien assortis, feront disparaître insensiblement cette maladie, amenée par toutes les erreurs du régime, les causes les plus affaiblissantes, les affections morales les plus énervantes.

Les maladies du bétail ont très-rarement à Cauterets le caractère épizootique. Cela doit être dans un pays où l'herbage est si bon, les eaux si pures, les animaux si bien soignés; ce n'est cependant pas sans exemple; mais alors incontestablement le germe y avait été porté. Le claveau et la gale sont, pour le bétail à laine surtout, les affections les plus communes; on les guérit avec des topiques dessicatifs... J'ignore jusqu'à quel point serait utile une espèce de vaccination, qui a souvent été proposée pour prévenir des maladies qui les atteignent plusieurs fois ; elle aurait peut-être pour ces animaux, un résultat pareil à la vaccine humaine, celui d'enrayer la disposition qu'ils ont à une maladie destructive, pour en produire d'autres qui nous sont souvent inconnues.

CHAPITRE V.

De la chaleur des eaux minérales.

Nous ferons sur la chaleur des eaux minérales naturelles un chapitre isolé, et vu son importance et la régularité de ce phénomène, on nous le permettra sans doute ; rien n'est plus naturel à mon avis, que de chercher à connaître la cause de cette merveilleuse opération, puisqu'aucune n'intéresse autant la curiosité ; et ne paraît contribuer davantage à donner à nos eaux des vertus médicamenteuses. Les physiciens s'en sont aperçus dans tous les temps ; ils ont tout fait aussi pour l'approfondir. Exposer toutes les opinions imaginées pour l'explication de ce mystère, serait une chose aussi inutile que fastidieuse, puisqu'elles n'ont nullement éclairci ce phénomène impénétrable. Nous tairons donc le plus grand nombre ; écrites sans réflexion, elles prouvent la bonne intention de leurs auteurs, et la manie inconcevable de tout expliquer : d'autres sont assez ingénieuses pour satisfaire bien des gens, et il nous semble nécessaire de les citer ici, pour en faire voir l'invraisemblance.

Des feux souterrains ont été supposés ; on leur a donné pour alimens inépuisables, d'immenses forêts, de corps organisés qui paraient jadis les monts de formation première, et qui s'écroulèrent avec eux dans un renversement général, dont on ne ne précise point l'époque. Ces substances enfouies et incandescentes fournissent à nos eaux, outre la chaleur, les gaz, les sels et les autres élémens que les analyses y rendent sensibles ; cette hypothèse supportable pour les pays où les eaux minérales sont voisines des volcans, ne saurait convenir à celles des Pyrénées où de pareils accidens sont inconnus, et dans lesquelles le voyageur n'aperçoit aucun vestige de ces changemens terribles qui désolent tant de lieux montagnéux, et plus particulièrement les environs de Naples. Les alentours de nos bains offrent partout des fondemens inébranlables, des roches bien assises, et une fraîcheur de végétation qui prouve hautement contre toute cause de destruction. Sans nier qu'il y ait des réservoirs de feu dans beaucoup de montagnes qu'entretiennent des courans d'air, des matières grasses, sulfureuses, il est jusqu'ici certain, qu'aucune éruption ne s'est faite aux Pyrénées, que rien n'y manifeste la présence des volcans, et que cette cause de la chaleur des sources thermales, est par rapport aux nôtres extrêmement douteuse. Intéressante d'ailleurs à bien des égards, cette opinion ne suffit pas pour rendre raison de certaines particularités dont nous parlerons dans la suite.

Peu satisfait de ce système, *Lemaire* supposa que la fermentation produisait la chaleur de beaucoup d'eaux minérales; il le fit avec candeur, et en avouant même l'embarras où elle le laissait, pour assigner leur nature et le comment de cette fermentation; il ne détermina jamais les substances qui la procréaient par leur mélange; mais des chimistes, ses zélateurs, furent moins timides; imaginant qu'il y avait entre leurs procédés et ceux de la nature une parfaite ressemblance, ils crurent qu'elle était le résultat des affinités chimiques; selon eux, des acides abandonnaient leurs bases pour contracter de nouvelles alliances, et comme il ne se fait jamais de décomposition et de nouvelles combinaisons sans qu'il n'y ait du calorique produit, cette cause de la chaleur des eaux fut jugée suffisante..... Cependant de toutes les sources, les salines sont les moins répandues; on ne sait pas non plus d'où viennent ces acides, ces alkalis qui, se choquant par hasard, amènent le phénomène le plus étonnant, le plus uniforme, le plus constant qu'offrent les eaux minérales; certaines, il est vrai, contiennent quelques sels; mais elles peuvent les prendre tous formés, en parcourant leurs routes sinueuses, et rien ne prouve la nécessité d'une fermentation ; en outre, la légère chaleur qu'amène l'action réciproque de deux corps qui s'unissent, peut bien réchauffer l'eau jusqu'à un certain point; mais d'autres causes y contribuent aussi, car personne ne croira que la petite quantité de sel contenue dans l'eau de *Balaruc*, donne à cette source la forte chaleur dont elle jouit; il faut donc, pour elle comme pour celles dont les principes composans sont les gaz et le soufre, avoir recours au moyen général qu'emploie la nature pour réchauffer les eaux thermales, et reconnaître la futilité de la fermentation.

Fondés sur des expériences séduisantes, certains physiciens croient aujourd'hui que la chaleur des eaux est dûe à la décomposition des sulfures de fer ou pyrites martiales. Ces substances, en très-grand nombre dans les entrailles de la terre, fourniraient la chaleur par leur arrosement continuel : l'eau, en les dissolvant, causerait sans cesse ces ébulitions, ces effervescences qui mettraient le calorique dans un état de liberté, le disposeraient à se combiner avec elle, et à entraîner en commun les gaz et les autres principes qui les minéralisent. Cette hypothèse vraisemblable, puisque nous pouvons, à volonté soumettre les pyrites à l'action de l'eau, obtenir certains degrés de chaleur, et imiter, en apparence dans nos laboratoires, ces opérations qui se passent dans les cavernes souterraines, est toutefois loin de réunir toutes les conditions pour résoudre le problême qui nous intéresse. En effet, n'existe-t-il pas des sources très-chaudes (comme la *reine* à *Bagnères*), qui ne contiennent ni fer, ni soufre, ni gaz inflammable, chose qui n'arriverait jamais, si l'arrosement des pyrites produisait toujours leur chaleur sensible ? n'y a-t-il pas aussi des eaux sulfureuses, dont la température est toujours égale, et même moindre que la chaleur atmosphérique ? y en aurait-il de deux espéces, et les eaux sulfureuses froides seraient-elles formées autrement que d'après l'hypothèse qui nous occupe? D'ailleurs, les procédés dont se sert la nature pour la décomposition des sulfures, sont-ils les mêmes que ceux de nos laboratoires? La seule action du liquide sur le minérai, suffit-elle pour séparer le soufre du fer, et donner lieu au dégagement des gaz, à l'aide du calorique qui résulte de ces différentes combinaisons? Il est vraisemblable que les choses se passent différemment, et que l'énorme pression qu'éprouvent les matières fondues au fonds des cratères, s'oppose au dégagement de l'oxigène et de l'hydrogène, nécessaires cependant pour altérer les sulfures, puisqu'ils n'agissent que désunis. Le phénomène eût-il lieu d'ailleurs comme on le dit, et les matériaux fussent-ils toujours en assez grande abondance pour minéraliser nos sources avec cette précision qu'on remarque dans la réunion des mêmes composans, la température invariable de nos eaux, ne saurait leur être attribuée.

Ce moyen par cela seul qu'il n'expliquait qu'incomplètement la cause de la chaleur des eaux minérales, a été regardé comme inutile, et des savans ont pensé que le fluide électrique généralement répandu, pourrait, mieux que tout autre agent, procréer la chaleur des sources thermales; ils le crurent d'autant plus, qu'ils mettent, entre l'action de la chaleur des eaux et celle du feu ordinaire, une différence considérable; nos eaux, disent-ils, possèdent cette activité particulière, ce stimulus qui donne aux personnes mobiles ce degré d'énergie que l'électricité seule détermine: à cette propriété, nos innovateurs ajoutent des preuves puisées dans sa manière d'agir sur tous les corps de la nature. Selon ce système, tout concourt dans les entrailles de la terre, à donner aux courans électriques la plus grande efficacité pour la décomposition des corps: réservoirs d'eau salée, amas de roches métalliques terreuses, torrens immenses et continuels de fluide électrique qui viennent s'y condenser, et dont le choc produit des sommes de calorique suffisantes, et même plus fortes qu'il n'est besoin pour maintenir nos eaux à leur température ordinaire; tout s'y passe, tout s'y travaille au gré de leurs désirs... Mais le fluide électrique ou cette cause occulte de tant de phénomènes curieux, traverse quelquefois les corps, les pulvérise sans amener aucun changement dans la température environnante, et l'on serait tenté d'en supposer de deux espèces. Nos eaux encore ne sont point salines, elles sont sulfureuses, et leurs principes constituans, très-multipliés dans l'intérieur de ces vastes montagnes, reçoivent et traversent difficilement sans préparation le fluide supposé. Il est d'ailleurs permis de penser que dans ces cavernes mystérieuses, les corps sont rarement placés comme il convient, comme le sont, par exemple, les disques de la pile de Volta, et que ce manque d'arrangement rendant souvent la condensation du fluide impossible, l'électricité ne, peut être considérée comme l'unique cause de ce phénomène vraiment extraordinaire.

Quelques ingénieuses que soient ces conjectures, elles expliquent mal la température toujours uniforme de nos sources minérales, et cette constance dans la quantité des principes qui les forment : M. *Fabas* a aperçu leur insuffisance, et a tâché d'y suppléer dans ces nouvelles observations sur les montagnes, etc... Cet ouvrage nous semble estimble sous bien des rapports : l'opinion qui en fait le fondement, est une conséquence des idées brillantes de l'auteur, sur la formation des montagnes, et sur le principe qu'il suppose leur donner rang parmi les corps organisés. On ne pouvait choisir une hypothèse dont le crédit fut plus difficile à établir. Les ressources fécondes d'une imagination qui maîtrise les faits, ont répandu un vif intérêt sur une matière véritablement neuve: c'était tout ce qu'on pouvait exiger d'un pareil tour de force, et la critique aurait tort d'observer avec aigreur, qu'un sujet essentiellement grave, ne devait pas être traité comme un roman : si donc nous entrons dans l'examen sévère de cette production, nous prévenons d'avance, que la réputation de l'auteur nous en fait un devoir, et que pour bien des lecteurs, le charme de cet écrit équivaut assez à une démonstration, pour nous laisser à cœur de défendre la vérité.

Les montagnes, dit M. *Fabas*, ne sont point des êtres bruts; elles ont une organisation particulière, dont le but est de puiser, dans l'espace, les élémens des substances différentes que leurs entrailles recèlent. Le soufre, le fer et mille autres corps simples que les chimistes considèrent comme tels du moins, ne sont que le résultat de là combinaison variée de l'oxigène, de l'hydrogène, du gaz fixe, du fluide électrique, du calorique et de l'eau, matériaux composant l'essence de l'atmosphère, comme celle des végétaux et des animaux, à quelque peu d'azote près que les minéraux ne contiennent point.

L'oxigène et les autres élémens absorbés par les montagnes, et digérés par cette organisation, dont M. *Fabas* n'assigne point la forme, sont métamorphosés par les unes en albestes, par les autres en amiante; certaines élaborent l'alun, quelques autres les bitumes, beaucoup s'occupent des mines métalliques, un plus grand nombre des eaux minérales. Tout, selon cet auteur, travaille dans les flancs comme dans les cavernes de ces masses prodigieuses, que l'ignorant vulgaire avait toujours considéré comme des blocs inertes et sans vie.

Pour déterminer l'existence particulière de chaque mont, M. *Fabas* n'a nul besoin de connaître la structure intérieure qui en fait des êtres distincts; la forme plus ou moins conique de ces masses, leur plus ou moins d'élévation, leur grandeur lui suffisent pour assurer leur individualité, et par suite leurs facultés différentes. Ainsi ces sommités arrondies, ces cimes aiguës et pyramidales que nous considérons comme le résultat des tremblemens de terre, des pluies fortes et de longue durée, et de tant d'autres météores qui sans cesse travaillent à ruiner les monts, sont pour notre auteur des signes caractéristiques de leur vitalité, de leur indépendance.

Si nous ajoutons que les montagnes possèdent un ciment qu'elles secrètent, et qui augmente leur force de cohésion, deux espèces de cheminées ou salses qui, tour à tour, puisent et excrètent les élémens de tout ce qu'elles renferment, nous aurons, en raccourci, la clef du système que nous examinons.

Un sentiment pareil et si opposé à la manière de penser générale, méritait, pour être goûté, de porter sur des faits certains, des phénomènes constans, et non sur des suppositions ingénieuses qui, pour ingénieuses qu'elles soient, ne sauraient faire passer dans nos esprits la conviction avec laquelle on paraît les avoir écrites; l'artifice est insuffisant... Il fallait assigner la nature (*a*) de cette puissance active, occupée a absorber dans l'atmosphère les substances qui la composent; décrire les divers canaux, les formes différentes de ces conduits où s'assimilent les élémens absorbés par elle, et dont les singulières facultés font tant varier les productions... Ces connaissances étaient nécessaires à notre auteur, puisqu'il ne suppose point cette cause occulte, et qu'il lui semble très-naturel de penser que la nature n'a qu'un mode pour la formation des trois règnes... Mais si l'organisation bien connue des animaux et des végétaux est encore insuffisante pour expliquer les fonctions, sans l'intermède des causes occultes, comment rendre raison des phénomènes que présentent les montagnes où l'on n'aperçoit aucune trace d'organisation, aucun rapport de structure, aucun suc vivifiant, aucune circulation qui le change, le dénature? Suffira-t-il pour prouver que ces masses ne sont pas inertes, de reconnaître leurs différentes couches et leur inclinaison vers leur centre; de regarder comme matière exhalée et excrétée tel corps plus ou moins dur que le hasard aura posé

(*a*) M. *Fabas* aurait dû au moins assigner par des effets incontestables, rangés suivant leurs rapports, en autant d'ordres de phénomènes qu'il y en aurait de différens, qu'elles sont les lois que suit cette puissance, comme nous établissons en physiologie les modes d'action principaux du principe vital, digestion, assimilation, respiration, action musculaire, etc., et en pathologie, l'origine des élémens, et leur importance respective.

entre deux roches, et de le considérer comme moyen unissant et propre à augmenter leur cohésion, leur solidité ?

Cette inclinaison des couches vers leur centre peut exister dans quelques montagnes; puisque M. *Fabas* le dit, je n'ose en douter ; mais rien n'est moins constant que la direction de ces bandes dans les monts secondaires, et pour ceux de formation primitive, ces lits sont si peu distincts, que la majeure partie sont regardés comme composés d'une seule masse identique, s'enfonçant dans les profondeurs de la terre presque perpendiculairement à l'horizon.... Les montagnes même, où ces couches sont apercevables, varient encore dans leur direction, quoique celles qui entourent Cauterets soient assez exactement penchées du sud-ouest au nord-est. Que conclure d'ailleurs de cette inclinaison constante ? rend-elle raison du phénomène ? tout au plus, si elle est utile pour l'explication de la cause qui les a formées, et pour suivre quelquefois le trajet d'une source perdue.

Quant au sulfate ou carbonate de chaux que M. *Fabas* croit être un ciment dont se sert la nature pour rendre l'union des couches plus durable, s'il existe quelquefois, je puis affirmer ne l'avoir point trouvé dans beaucoup de roches fraîchement détachées de leur souche ; je n'ai vu dans ces morceaux que des blocs homogènes, dont les faces très-lisses expliquaient leur chute récente : les flancs des montagnes dépouillées de leur parure par les ravins et les lavanges ne présentent non plus, nulle part, dans les environs de Cauterets ce spath calcaire, ce suc lapidifique, résultat d'un travail organique très-bien imaginé.... Les deux roches granitiques qu'on rencontre sur la route du *lac de Gaube*, détachées depuis des siècles, et réunies par l'une de leurs extrémités de manière à imiter une voûte, n'offrent point ces espèces de végétation, ces greffes dont parle l'inspecteur : en quittant leur mère commune, elles ont tout perdu, et quoique fraternellement jointes, leurs pores sont exactement fermés, leurs faces parfaitement polies.

Si comme tout le prouve, les montagnes sont nécessaires à la solidité du globe, aux arts, à l'agriculture, à
la salubrité générale, ces masses ont été créées en même
temps que la terre à laquelle elles servent d'appui; on ne
conçoit pas que le monde n'ait pas joui de ses avantages
dès l'instant de sa formation. Les monts primitifs seraient
donc aussi vieux que l'univers; ils auraient toujours existé
comme ils existent, portés sur des bases semblables à
eux-mêmes, et renfermant dans leur sein ces métaux
précieux, éternel aiguillon de l'ambition des hommes....
Les mines par filons n'existant que dans les monts de
formation première, on ne peut douter que ces rameaux
métalliques n'aient toujours fait partie intégrante des
masses où ils se trouvent; qu'ils n'aient été créées et par
le même auteur, et dans un égal moment; leur origine
est la même. On ne saurait les attribuer ni aux inonda-
tions, ni au séjour de la mer, ni au déluge général, ni à
tant d'autres révolutions qu'a éprouvées le globe ou que
des physiciens ont supposées. Les métaux existent tous
formés dans la nature; les veines ou filons ne sont point
les atteliers où ils se confectionnent; aucun art, aucun
mélange ne saurait les imiter... Si ces substances se trouvent quelquefois par couches et en quantités immenses
dans les montagnes secondaires, il est évident qu'elles y
ont été transportées par les eaux qui ont enlevé ces fragmens des monts primitifs, ou arrachées tout à coup par
des embrasemens souterrains, et mélangées avec les autres
ingrédiens qui composent ceux de formation récente....
Dira-t-on qu'il se forme chaque jour des carrières nouvelles, et que ces faits attestent la présence d'une force
organique génératrice? Les observations curieuses de *Ba-*
glivi et de beaucoup d'autres minéralogistes, en certifiant
la régénération des minéraux et des corps pierreux, ne
prouvent point qu'ils se forment de nouveau par *intus-*
susception.

Nous avons déjà dit que les métaux devaient avoir une

existence aussi ancienne que les montagnes dont ils font partie; nous avons ajouté que les eaux et les feux souterrains enlevaient, du fonds de ces masses, des quantités suffisantes de minéraux qui, réunies aux schistes, aux marbres, etc, formaient les montagnes secondaires; mais pourquoi le calorique, lorsqu'il ne peut pas faire explosion, ne volatiliserait-il pas les molécules des mines? pourquoi l'eau, en passant sur ces substances, ne charrierait-elle pas peu à peu ces mêmes molécules? ces agens, n'en doutons point, suffisent pour les altérer; ils suffisent encore pour les fixer sur des corps analogues, pour remplir les vides faits par d'anciennes exploitations, et faire véritablement penser qu'elles se reproduisent. N'est-ce pas de la sorte que ce sont formées ces incrustations pierreuses ou minérales, qu'on a quelquefois trouvées sur des outils délaissés au fonds des mines ou sur des morceaux de bois ou de rocher sur lesquels coulait une source chargée de molécules métalliques? etc.

Il est donc inutile de supposer une force organique vivante pour la formation des minéraux; ces derniers ont la même origine que la terre; ils ne sont point le résultat journalier de certains mélanges que réaliserait le fluide électrique, en agissant sur les élémens de l'atmosphère; ainsi formés, les métaux devraient être toujours purs; ils seraient homogènes comme le produit d'une secrétion, la bile si l'on veut; et je le demande, les trouve-t-on jamais que combinés avec le soufre et d'autres corps hétérogènes? D'ailleurs et d'après l'état actuel de nos connaissances, il ne nous est point permis de penser que ce qui est regardé encore comme corps élémentaire soit dû à des affinités. Il n'y a qu'une première création qui les ait pu produire.

M. *Fabas* veut que la force organique qui produit les minéraux, soit aussi la cause de la chaleur des eaux thermales. Il explique par elle, l'invariabilité du volume de nos sources et celle de leur température.... J'observerai seulement que c'est faire dépendre des phénomènes toujours uniformément les mêmes de causes très-variables : quoi de plus inconstant que la chaleur de l'atmosphère , que les émanations vaporeuses , fuligineuses, végétales et animales que les vents balayent, que le froid condense, que le chaud altère, que l'humidité dénature. La matière électrique qui y concourt de concert, est-elle encore également abondante sous toutes les conditions atmosphèriques? et ce médecin qui prétend que les pyrites et les feux souterrains doivent nécessairement s'épuiser par le laps du temps, ou augmenter et donner lieu par là à des changemens dans la température des eaux thermales; ne pense-t-il pas que la force organique soit sujette à faiblir, à s'irrégulariser ? croit-il donc que les salses ou soupiraux qui servent de conducteur aux élémens, ne puissent s'obstruer ou devenir plus actifs, et par là, troubler l'ordre des fonctions attachées à leur travail ? tout ce qui est vivant, est sujet à changer, et son principe, sans doute, ne ferait pas exception. (a) En un mot, son opinion n'est qu'une hypothèse ; on ne connait ni sa force organique, ni ses instrumens, ni les lieux où elle fait ses opérations ; il résulte, d'après ce système, comme de tous ceux dont nous avons parlé, que la cause de la chaleur des eaux minérales est encore inconnue.

En réfutant tout ce qu'on a cru dire de vraisemblable sur la température constante des eaux minérales, je n'ai pas prétendu donner mon avis sur cet intéressant phénomène : je me suis proposé de prouver la nullité de ces explications. J'ajouterai que la médecine pratique n'a rien à gagner à de pareilles découvertes; qu'elles sont exclusivement curieuses, aussi embarrassantes que tout ce qu'on a dit de la chaleur vitale, sur laquelle on n'a non plus émis que de vaines hypothèses, et qu'il faut, pour toutes les deux, renoncer à l'espoir de les jamais comprendre.

____

(a) Sans contredit, la connaissance pathologique des montagnes, ne serait pas la chose la moins curieuse de ce système.

L'anatomie perfectionnée et le mécanisme des fonctions aidés de la chimie, laissent inexpliquables une foule de cas pathologiques où la chaleur animale offre de frappantes singularités: l'organisation inconnue des minéraux, et selon toutes les apparences toujours inexpliquable aussi, ne saurait être supposée produire la chaleur des eaux minérales; il faut donc, jusqu'à ce qu'une révélation vienne satisfaire notre inquiète curiosité, attribuer la chaleur vitale à la sensibilité, et croire que les efforts constans de *Vulcain* et de ses enfans, suffisent à entretenir la température des sources thermales. Cette allégorie couvrira notre ignorance bien préférable à l'erreur.

Cependant il y aurait encore une marche à tenir, ce nous semble, pour découvrir la vérité, tout autant du moins qu'il est permis de l'approcher, sans avoir recours à des suppositions très-gratuites quoique très-ingénieuses; ce serait la suivante: saisir tous les phénomènes que l'on pourrait, énumérer tous les principes d'action que les sources présentent, déterminer tous les résultats, et dire enfin; voilà tout ce que doit commencer par concilier une théorie: qu'elle nous rende compte de tout cela, assez bien, pour que tout le monde accorde sa justesse, et nous dirons: l'homme aujourd'hui n'en sachant pas davantage, peut présumer que c'est là la vérité; mais il ne peut l'affirmer, dans la crainte que les phénomènes qui lui demeurent inaccessibles, ne détruisissent, un jour, ce qu'il a actuellement surpris.

CHAPITRE VI.

Considérations générales sur les eaux artificielles , et là vraie manière de concevoir l'analyse des eaux minérales naturelles , etc.

Les médecins de tous les temps ont attaché à l'analyse des eaux minérales le plus grand intérêt : depuis les progrès presque incroyables de la chimie , les modernes ont jugé ces opérations indispensables. La mode exige aujourd'hui qu'on s'en occupe, et la mode pour les médecins comme pour le reste des hommes, est un torrent qu'ils aiment à suivre. Dans cet objet, beaucoup d'entr'eux cultivent avec le plus grand zèle cette branche des sciences physiques. D'autres, pour mieux voir et mieux connaître, voyagent dans les endroits où la nature plaça les eaux médicinales: mais pour s'ériger en législateurs sur des choses qu'ils ont mal apprises, pour prononcer sur des vertus qu'ils ignorent, suffit-il d'avoir vu et touché nos eaux célèbres? jamais ils ne portèrent cependant une attention sérieuse à cette étude importante! Les préjugés et les erreurs de ces grands hommes, font toutefois le malheur ou l'avantage des malades et des contrées où la nature a répandu ces trésors bienfaisans. C'est eux qu'on consulte, c'est d'après eux qu'on se décide; ces messieurs distribuent, au gré de leurs désirs, leurs faveurs intéressées; ils blâment, ils tranchent, ils approuvent, on adhère à tout; trop généralement et trop facilement on les croit infaillibles.

L'eau minérale est considérée par eux, comme un remède composé, dont il faut apprécier avec exactitude les principes, la nature et les qualités. Cette connaissance est pour le praticien le fil d'*Ariane* ; il ne peut sans elle assigner leur utilité, leur désavantage dans les cas maladifs pour lesquels on les conseille; tel est leur langage.

La difficulté de l'exécution ne les arrête point : on a beau leur crier que la partie des eaux minérales est, de toutes les opérations chimiques, la plus scabreuse ; que dans toutes ou presque dans toutes, les élémens sont assez nombreux pour compliquer l'analyse ; que chacun de ces élémens exige, en outre, des études isolément approfondies ; qu'il en faut davantage pour saisir leurs nombreuses combinaisons ; guidés par leur philantropie, ils bravent tout ; les gens sages ont jugé les résultats.

La chimie du phlogistique n'avait pu ni mesurer ni calculer les principes constitutifs de nos sources ; les faits étaient encore douteux, les assertions peu fondées avant la chimie pneumatique. Un heureux hasard beaucoup plus que le raisonnement et l'industrie, en perfectionnant nos instrumens, crut apprendre enfin, ce qui donnait à ces baumes naturels, leurs qualités générales depuis long-temps observées. On crut alors que l'eau et le calorique n'étaient que des menstrues où se dissolvaient les substances fixes et volatiles : on caractérisa ces dernières, et ce qui passait pour surnaturel, ce que l'intelligence huhaine ne pouvait comprendre, ne fut plus que du gaz acide-carbonique, que de l'hydrogène sulfuré. Cette découverte parut précieuse ; elle promettait davantage à la médecine.

On ne saurait disconvenir, quoiqu'en disent les auteurs eux-mêmes et leurs partisans nombreux, que nous sommes fort éloignés, malgré leurs efforts, d'avoir sur cet objet toute la certitude dont ils se jactent. Car, en leur accordant momentanément, que les caractères vrais de ces substances ne leur sont point étrangers ; qu'à l'aide de leurs merveilleux instrumens, ils décèlent leur nature ; ont-ils encore exactement apprécié leurs quantités, savent-ils saisir les changemens essentiels qu'occasionnent les principes qu'on veut connaître, les opérations auxquelles on les soumet ? On ne saurait pour preuve du contraire, citer les eaux factices ; ce qu'on a nommé à leur sujet une heureuse imitation, n'en est point une; ils ont été plus loin, ils ont créé; ils ont ajouté aux eaux connues des eaux nouvelles, et cette sublime invention est leur plus beau titre à l'immortalité.

On n'a pu imiter les eaux naturelles, puisque les principes n'en sont pas déterminés d'une manière exacte; on n'a pu les imiter surtout, vu que les procédés dont la nature se sert leur sont inconnus. Peut-être n'emploie-t-elle ni agitation ni compression, comme nos fabricateurs, pour perfectionner nos eaux minérales. Qui sait, si ce n'est pas dans leur course tranquille qu'elle assimile, qu'elle confectionne les élémens variés qui les composent? ces moyens sont peut-être aussi simples qu'ils sont merveilleux, et tout porte à croire qu'elle n'a besoin ni fracas ni machines.

Je dis que, les principes de nos sources ne sont pas tous connus; en effet, existe-t-il deux analyses ressemblantes de la même eau minérale, faites par des chimistes également habiles, dont la probité ne saurait être contestée, qui n'offrent jusqu'à des contrariétés? je dis plus, le même analyste a-t-il jamais rencontré dans la même source des principes semblables, lors même qu'il n'a mis aucun intervalle dans ses opérations? ils sont forcés d'en faire l'aveu, mais loin de rapporter ces changemens à l'impuissance de leurs méthodes, à l'insuffisance de leurs expédiens, c'est la nature qu'ils semblent accuser de leurs erreurs; c'est elle seule qui se trompe dans ses combinaisons.

Bayen, parmi d'autres substances qu'il trouva dans les eaux de *Luchon*, crut qu'un foie de soufre les minéralisait. *Save* a repris ces travaux, et d'après lui c'est l'hydrogène sulfuré. *Bayen* analysa encore deux sources froides; de mures recherches le convainquirent qu'elles contenaient du gaz hydrogène sulfuré; il le crut, le publia, et quarante ans après, *Save* nous apprend que *Bayen* a rêvé; il nous assure que ces eaux sont salines; l'erreur, comme l'on voit, n'est pas petite. *Nicolas*

Nicolas fit en 78 une savante analyse des eaux de *Plombières*; M. *Vauquelin* en a fait une qui diffère beaucoup de celle de ce chimiste recommandable; il l'a recommencée deux fois sur des quantités égales: les deux analyses ont fourni les mêmes substances; mais les proportions ont varié; il lui a été même difficile pour ne pas dire impossible, d'estimer la quantité d'alkali caustique qu'elles recèlent. L'inspecteur *Martinet*, en parlant des procédés suivis par ce célèbre professeur, ajoute qu'elles ont pour principes, du carbonate de chaux, du carbonate, muriate et sulfate de soude, de la silice et une matière animale; cette analyse suffit à ces messieurs pour le moment; mais ils comptent que des progrès ultérieurs dans les sciences physiques, pourront la perfectionner encore. Cependant, que penserons-nous des eaux minérales artificielles bâties sur ces erremens? peut-être serait-il prudent d'en ajourner l'emploi jusqu'au perfectionnement qu'on espère; qu'on veuille bien y penser. Si des hommes d'un mérite aussi distingué ont mal vu dans ces opérations délicates, et pour eux si familières, que devons nous présumer du plus grand nombre d'analyses d'eaux minérales faites par des chimistes du second, du troisième et quatrième, etc., ordre?

Celles de Cauterets n'ont pas été plus heureusement examinées. Selon *Bordeu*, dont le nom si important pour les saines doctrines, fût de son temps d'un très-grand poids dans la question qui nous occupe, l'eau de la *Raillère* contient du fer, des sels, de la terre, de l'alkali, du soufre, des vapeurs, etc. M. *Rosières* y a trouvé de l'hydrogène sulfuré, du muriate, sulfate et carbonate de soude, et une matière grasse; mais point de soufre, point d'alkali dans un état d'isolement, surtout point de fer: L'analyse faite par M. *Vauquelin* le mois de juillet dernier, confirme en partie celle de M. *Rosières*, dont le savoir est digne d'éloges; mais que penser de celle de M. *Poumier*, publiée il y a quelques années dans les annales? en la lisant, on serait tenté d'imaginer que ce n'est pas du tout de l'eau de la *Raillère* dont ce chimiste entend parler ; je pourrais épulcher également tous les travaux connus sur les eaux médicinales, et tous nous offriraient aussi peu de précision; tous se montreraient aussi défectueux.

On sera très-peu surpris de ce désaccord, si l'on réfléchit que les matières différentes que les eaux contiennent, sont intimément unies ; que certaines se volatisent avec facilité, et se décomposent par l'analyse; qu'il faut, pour les retenir en partie, une si grande intelligence, et une connaissance des lois chimiques si profonde, que peut-être nul homme jusqu'ici ne les a possédées. D'autres, à la vérité, sont beaucoup moins susceptibles; leur disjonction néanmoins embarrasse; on n'est jamais assuré, que ce qu'on juge n'être qu'un seul principe, ne soit un composé de plusieurs; il faut une grande habitude de manipulation pour les reconnaître et les caractériser; lorsque surtout, leurs différences sont à peine apercevables; lorsque le degré de ténuité de ces substances fait, qu'elles se dérobent à l'œil et aux instrumens de l'analyste le mieux entendu.

Leurs procédés quels qu'ils soient, sont aussi loin d'être infaillibles : nul, rigoureusement parlant, ne mérite notre confiance.... *Fourcroi*, dont le sentiment n'est point à dédaigner, préférait les réactifs; il etait persuadé qu'eux seuls n'altéraient point les eaux médicinales : des chimistes instruits pensent que les effets qu'on obtient par eux, n'offrent rien de bien certain, de bien déterminé, et ils avertissent sans cesse de se défier de pareilles expériences.

La distillation en raison de la grande quantité de calorique qu'elle exige, dénature ou du moins volatilise les substances combinées dans les eaux; et *Lavoisier* observe même, que cette forte chaleur peut agir sur les vaisseaux distillatoires, jusqu'au point d'ajouter quelques débris au résidu qu'on se propose d'en avoir.

L'évaporation enfin, qu'on préfère généralement pour obtenir les élémens fixes des eaux thermales, n'est pas exempte de reproches. D'abord par elle, les gaz sont perdus : mais la chaleur dégage aussi des principes fixes ; cela n'est point douteux, si l'on fait attention à la très-petite quantité de substance inerte que l'analyse y découvre. En outre, quelques soins qu'on donne à ces longues et minutieuses opérations, on ne peut se promettre qu'il ne s'y mêle des corps étrangers, et cela est d'autant plus difficile que l'évaporation se fait en plein air, et dans des vaisseaux dont l'ouverture est toujours très-évasée.... Ces procédés encore fussent-ils rigoureux, les principes chimiques le sont-ils? n'est-il pas hors de doute, que les théories des chimistes sont depuis plusieurs années si versatiles, qu'on ne peut croire aujourd'hui ce qu'ils disaient naguère ?...

Les gaz sont en grande partie incoërcibles, lorsqu'on opère même à la source : aucun analyste n'a pu se flatter de les avoir tous recueillis. Transportées, la plupart des eaux naturelles qu'on a voulu connaître, par l'analyse, subissent des mouvemens intestins qui, pour si faibles qu'on les suppose, suffisent pour altérer leurs principes, pour déterminer entr'eux de nombreuses réactions, et mettre le chimiste dans la position cruelle de ne tirer de son travail que des conséquences fausses ou hasardées.

Ce manque d'intimité, ce défaut d'union parfaite n'est pas commun à toutes nos sources. *César*, par exemple, se conserve presque intacte long-temps, après avoir éprouvé les violentes secousses d'un long voyage : J'ai examiné à Paris, dans le mois de février, plusieurs bouteilles d'eau de cette source qui avait été puisée dans le mois de septembre, et nul dépôt n'y était formé ; elle était parfaitement limpide. Ces bouteilles avaient couru la poste, et conséquemment leurs principes avaient été violemment agités... *Mauhourat, les Espagnols*, jouissent aussi de cette admirable propriété, et généralement toutes nos eaux peuvent rester plusieurs jours dans des vaisseaux exactement bouchés sans qu'aucun changement y devienne sensible.

J'observe que les principes de ces eaux naturelles se maintiennent d'autant plus unis, que la partie dite animalisée s'y trouve en quantité moindre; (a) circonstance qui doit rendre la *Raillère*, et quelques autres sources nulles pour le transport, comme l'expérience l'a prouvé depuis longues années. Ce que j'avance ici des eaux de Cauterets, je pourrai le dire de toutes les fontaines; toutes subissent, à la longue, des altérations si fortes, qu'on peut dire avec vérité que, ce n'est plus l'eau de telle source fameuse que les malades boivent. Je le demande, les chimistes peuvent ils sciemment analyser des eaux décomposées ? et cependant font-ils jamais autrement ? n'est-ce pas dans leurs laboratoires qu'ils analysent telle eau minérale, puisée depuis six mois et davantage, et charroyée dans des vases, dont la grosseur et l'impossibilité qu'il y a de les fermer hermétiquement, contribuent à leur altération ?

Mais si nos eaux s'altèrent par le laps du temps, soit par le mauvais soin, soit par les agitations multipliées que produit le transport, soit que, de leur nature, elles ne puissent résister aux causes de décomposition, et qu'elles rentrent ainsi dans la classe générale des êtres; les sectateurs des eaux artificielles ne sauraient tirer avantage de cet inconvénient; il ne faut pour décomposer cet étonnant produit de leur génie, ni secousses, ni voyages, ni long espace de temps: on obtient, du soir au lendemain, des dépôts énormes, et ce prompt changement annonce l'impuissance de leurs appareils, l'imperfection de leurs méthodes; il prouve que leurs eaux imitées ne sont que des mélanges mal faits de substances fixes avec des fluides

---

(a) M. *Rosières* attribue cette particularité importante à l'hydrosulfure que contiennent les *fontaines de César, des Espagnols* et *de Barèges*, avec lesquelles elles ont des analogies si grandes; cela peut y contribuer peut-être; nous voyons toutefois des eaux thermales gazeuses sans hydrosulfure et presque sans matière gélatineuse, se conserver plus ou moins long-temps, *Mauhourat*, par exemple.

élastiques. Ils ont eu beau transvaser, mesurer et recueillir tous ces divers principes, ils n'ont pu les combiner intimement; ils ne pourront jamais, puisque leurs moyens mécaniques n'égalent point les puissances inconnues qu'emploie la nature dans ces vastes et profonds laboratoires. D'ailleurs savent-ils mieux l'ordre que suit cette mère bienfaisante, dans le choix des ingrédiens qui minéralisent nos sources thermales?

Non, les chimistes n'ont point surmonté les difficultés nombreuses auxquelles donne lieu la récomposition des eaux minérales. Quelque respectable que soit pour moi leur autorité, leur exactitude n'est rien moins qu'irréfragable; leur propre ouvrage les condamne; voici des faits... Le sulfate et carbonate de chaux entrent comme partie constituante dans certaines sources minérales, dont le bon effet sur l'économie des malades n'est point contesté; *Plombières*, *Vichi*, *Selds*, *Balaruc*, etc. en contiennent toutes plus ou moins. Ces sources sont fameuses depuis des siècles; leur vertu est toujours la même, les guérisons s'y opèrent comme par le passé; eh bien! est-il une seule eau imitée à base de sulfate et carbonate de chaux qui n'ait été reconnue désavantageuse, dangereuse même? n'est-il pas constant que les commissaires des sociétés savantes, délégués pour juger des propriétés des eaux factices ont rejeté ces deux substances, qu'ils en ont ordonné la suppression comme donnant à l'amalgame entier des vertus délétères?

Ces deux sels à base de terre calcaire, n'ont cependant rien de nuisible par eux-mêmes; les praticiens les employent comme la magnésie, comme tout autre absorbant dans les cas où des acides dérangent les voies digestives: il est certain encore qu'ils coopèrent à donner aux eaux naturelles qui les recèlent, les vertus qu'on leur reconnaît: le simple bon sens dit que *Plombières*, *Vichi*, ne seraient point des eaux de *Vichi* et de *Plombières*, si elles étaient privées du carbonate de chaux. Mais d'où vient qu'il nuit dans les eaux artificielles? n'est-ce point parceque de l'amalgame qu'on fait des sels à différentes bases, des gaz divers, il résulte des produits inconnus, mal combinés, à bases multipliées qui ne sont rien moins que l'eau imitée d'une telle source célèbre, et qui prise même à dose légère, révolte la sensibilité, dérange les fonctions, altère les organes dans ce qu'ils ont de plus vital? Que les chimistes nous expliquent d'abord toutes ces variétés, et nous croirons à la perfection de leurs fabriques, et nous les laisserons bien convaincus que les eaux de leur invention n'ont pas seulement avec celles de la nature une analogie, une similitude, une identité dans les principes, mais qu'elles l'emportent par toute espèce d'avantages.

Les chimistes, en destinant certains établissemens à la confection des eaux artificielles, se sont moins proposés d'imiter les différentes eaux connues, que d'en faire de nouvelles: ont-ils été guidés dans ce dessein par le sentiment qu'ils avaient de l'imperfection de leurs expédiens ou ont-ils cru mieux faire, en inventant des médicamens nouveaux et ressemblans sous quelques points, aux sources naturelles, qu'ils disaient modestement imiter? je l'ignore; il reste toujours bien prouvé que, outre le mode, les parties constituantes des eaux factices, et les élémens des naturelles, diffèrent pour la nature, le nombre et les quantités.

J'ai dit plus haut, que je regardais toutes les analyses faites sur les eaux minérales comme fausses, comme erronées.... Partant de ce principe, les eaux imitées ne peuvent être qu'imparfaites. M. *Paul* à Paris, et MM. *Tyare* et *Jurine* à Bordeaux, et tous leurs autres collègues ont dû, ou analyser eux mêmes les différentes sources thermales, ou se servir, dans leurs établissemens, des travaux connus et généralement estimés sur cette branche de leur art. Que ce soit l'un ou l'autre, je reste convaincu que les eaux naturelles sont inconnues dans leurs principes, et que les eaux artificielles sont, non pas des eaux imitées, mais nouvelles, contenant des substances que les premières ne récèlent point; privées de beaucoup d'autres, et douées de qualités bonnes sans doute, dans certains cas, mais insuffisantes pour remplacer ces baumes que le créateur répandit sur le globe avec une profusion sans exemple. Je choisirai, pour le prouver, quelques sources célèbres, analysées plusieurs fois, et par des chimistes également fameux.

L'analyse des eaux de *Plombières* a donné à M. *Vauquelin* pour chaque livre d'eau, 1 grain $\frac{1}{12}$ carbonate de soude; 1 grain $\frac{1}{6}$ sulfate de soude; $\frac{5}{8}$ muriate de soude; $\frac{2}{3}$ silice; $\frac{1}{4}$ carbonate de chaux; $\frac{1}{2}$ gelatine animale... Les quantités de ces substances sont encore moins fortes que celles que donne M. *Bouillon-Lagrange* dans son manuel de pharmacie... Qui faut-il croire ?...

Les eaux factices de *Plombières* faites à Paris par M. *Paul*, contiennent $\frac{1}{20}$ d'acide carbonique; 3 grains sulfate de chaux; 2 grains carbonate de chaux; 1 grain sulfate de magnésie.

L'eau de la même source faite à Bordeaux par MM. *Tyare* et *Jurine*, contient sur 20 onces d'eau, une fois et demi le volume de gaz acide carbonique, 2 $\frac{1}{3}$ sulfate de soude; 3 grains carbonate de soude; 3 grains sulfate de chaux; 2 grains muriate de soude; 2 grains carbonate de chaux;... le sulfate et carbonate de chaux en ont été soustraits, comme rendant cet amalgame nuisible.

La disproportion dans les quantités est grande; M. *Vauquelin* d'ailleurs ne parle ni du sulfate de chaux ni d'acide carbonique libre; il y a trouvé de la silice, de la gélatine animale qui rend les eaux de *Plombières* émulsives, savoneuses, et les fabricateurs n'en font point mention;... mais l'analyse de M. *Vauquelin* est le meilleur travail connu sur les eaux de *Plombières*; pourquoi MM. *Paul, Jurine,* etc., ne composent-ils pas leurs eaux artificielles d'après les données fournies par cette analyse ? qui croira jamais qu'il existe quelque analogie dans les principes, dans les propriétés de ces eaux factices et naturelles? malgré qu'en puissent dire les chimistes, on préférera toujours les eaux de *Plombières* au mélange purement arbitraire de MM. *Paul*, *Thiare*, etc.

M. *Fabas* a reconnu dans les eaux de *St.-Sauveur* du sulfure alcalin et terreux, une matière grasse et savonneuse, une terre vitrifiable, de la terre calcaire, du natrum, du sel marin, une portion de fer imperceptible.

Ces mêmes eaux traitées par MM. *Dassieu et Rosières*, d'après les procédés de MM. *Fourcroi* et *Vauquelin*, ont donné, sur soixante kilogrammes, le sixième du volume de gaz hydrogène sulfuré, 3 gros 34 grains muriate de soude; 53 grains carbonate de soude, 37 grains sulfate de soude; 58 grains substance grasse; 26 grains silice. Ces deux analyses, comme l'on voit, diffèrent sur des choses très-essentielles.

L'eau de *St.-Sauveur* qu'on fabrique à Bordeaux, contient, dans 20 onces d'eau commune, au lieu du $\frac{1}{6}$ de gaz hydrogène sulfuré, une fois et demi le volume d'eau; 12 grains carbonate de soude; 5 grains sulfate de soude; 7 grains muriate de soude; 1 gain d'huile de pétrole. A la silice près, les principes constituans sont les mêmes; je ne sais toute-fois si l'on peut, à la rigueur, remplacer la gélatine que contiennent les eaux de *St.-Sauveur* par l'huile de pétrole; les effets de ce bitume sur l'économie animale ne peuvent avoir les qualités émulsives qu'on reconnaît aux naturelles; elles doivent être fortes, irritantes et nullement propres à guérir les affections morbifiques qui ont rendu les premières recommandables.

L'eau de Cauterets, imitée à Bordeaux, est privée de plusieurs principes, surtout de la matière grasse qui rend presque toutes nos sources balsamiques et onctueuses. Enfin, il n'est aucune eau de fabrique qui ressemble aux naturelles, même d'après les analyses qui en ont été faites. Combien elles en diffèrent donc, puisqu'il est incontestablement vrai que nous n'en avons aucune d'exacte!

Peu satisfaits du nombre immense de remèdes simples, de médicamens composés que la science a toujours eu à son usage, des innovateurs ambitieux, souvent aussi des hommes estimables, ont enrichi la médecine et la pharmacie d'une foule de recettes, d'amalgames incohérens dont ils vantaient les vertus à outrance, qu'ils prônaient comme spécifiques de maux tenaces et variés. L'expérience en a réjeté beaucoup; d'autres ont été maintenus, et chaque jour par eux, on obtient de nouveaux succès. On doit considérer les eaux factices comme ces mélanges informes, nés des mêmes motifs, et inconsidérément recommandés par ceux mêmes qui ont entrevu leur utilité, et dont la probité est hors de doute.

Qu'on n'appelle donc plus ces eaux artificielles, des eaux imitées: les eaux minérales naturelles pour avoir fourni l'idée d'en faire d'identiques, ne sont point imitées; on ne voit ici ni similitude de précédés, ni similitude de principes. On n'y trouve que des guérisons d'une analogie éloignée et incomplète. (a) Cette dernière circonstance concluante d'abord, ne saurait entièrement convaincre l'homme instruit, qui sait qu'on parvient quelquefois à des résultats pareils par l'emploi de moyens opposés. Pourquoi d'ailleurs refuser de croire à l'énergie d'un médicament énergique à doses assez fortes? je dis seulement que des principes de thérapeutique différens doivent guider dans l'emploi des eaux artificielles, et dans celui des eaux minérales naturelles; je dis surtout que celles-ci ne sont point celles-là.

L'enthousiasme a donné des éloges outrés aux eaux factices; on a beaucoup prôné la manière de les composer, et leurs propriétés curatives... On a fait plus, on a décrié

(a) Grand nombre d'observations ont été publiées par les médecins des villes où ces établissemens sont formés. Je n'ose douter de leur véracité, quoiqu'en puissent dire bien des gens. Je présume qu'aucun motif, autre que l'avantage de l'humanité malade, n'a pu les guider, en coopérant à la réputation des eaux artificielles.

les eaux naturelles; on a cherché par de spécieux sophismes, par des raisons équivoques, à leur enlever leur antique réputation. Dans un instant, on a méconnu leurs vertus; on a oublié leurs innombrables bienfaits; des écrivains coupables ont eu l'air d'ignorer des faits qui détruisent leurs assertions inconsidérées; ces faits ont été recueillis par des médecins savans et probes; ils sont inscrits dans leurs ouvrages, objets d'une grande vénération!

Mais quels sont ces inconvéniens des eaux naturelles? existent-ils dans toutes les sources minérales? ou bien les changemens qu'on dit leur être communs, ne sont-ils particuliers qu'à certaines eaux déjà peu fréquentées, et dont les altérations nombreuses et continuelles ont désabusé de leurs vertus les malades de tous les temps? cette différence devait être citée; on aurait dû parler des exceptions, et tout le monde eût souscrit.

Quelqu'incroyable que cela paraisse, j'ai vu chaque source de Cauterets constamment la même dans ces qualités physiques. Placé de manière à le vérifier, prévenu par nos auteurs contre leur inaltérabilité, j'ai pendant six ans observé avec scrupule les effets du froid, des chaleurs excessives, des pluies abondantes et de longue durée sur nos sources nombreuses; je certifie que toujours leur limpidité, leur température, leur volume, leur goût, leur odeur ont été les mêmes; jamais je n'aperçus en elles de changement; mais que dis-je, ne guérissent-elles pas comme autrefois, et leurs cures miraculeuses ne prouvent-elles pas, contre ces altérations prétendues notables, publiées par la méchanceté la plus insigne, par l'égoïsme le mieux entendu?

On pourrait dire pour expliquer ce constant phénomène, que chaque source d'eau minérale a, à son foyer, précisément et exclusivement des corps dont les affinités n'ont jamais changé; que vu l'état robuste de nos montagnes, et l'absence de tout agent destructeur, rien ne fait présumer qu'ils doivent changer encore, et que c'est cette égale quantité de masses, cette précision dans le jeu de leurs alliances, qui sont la cause de l'uniformité constante de nos eaux médicinales.... Cette idée paraîtra absurde, ridicule; comment l'admettre dira-t-on? puisque chaque jour leur masse est diminuée par les pertes que les courans procurent, et qu'elles doivent être pour beaucoup dans les laboratoires de la nature pour la production des sources minérales, attendu qu'elles sont importantes pour tous les autres phénomènes physiques; ces masses, répondrai-je, éprouvent des pertes, on ne peut en douter; mais le germe existe encore, il doit être puissant, puisque les résultats n'ont point changé, et l'on peut espérer que des siècles ne les verront pas finir.

Les constitutions sèches ou pluvieuses, chaudes ou froides n'altèrent pas davantage la nature, et les doses des principes qui les composent, qu'elles ne causent de changement à leurs qualités sensibles, et cela doit être ainsi: nous avons déjà supposé des masses identiques et inépuisables, enfoncées dans les entrailles de la terre; un liquide dont le volume est invariable, coulant sur des matières également durcies, formées d'ingrédiens semblables, doit avoir une action constante, uniforme, et voilà peut-être la cause la plus vraisemblable de l'inaltérabilité des eaux thermales.

Les chimistes disent-ils la vérité, quand ils écrivent que les eaux naturelles éprouvent de grandes altérations?... peut-on croire du moins, qu'une source dont les élémens varient sans cesse, conserve une chaleur, une limpidité, un volume, des vertus pareilles? non, ce ne sera pas non plus à ces changemens prétendus qu'on rapportera les contrariétés nombreuses qu'offrent leurs analyses insignifiantes.

Si les principes composans des eaux minérales naturelles changent aussi souvent qu'ils nous l'assurent, sur quoi portent ces altérations? ces eaux sont prises avec une confiance égale à celles d'autrefois, et cette confiance est rarement trompée. Ces eaux examinées dans tous les temps

possibles, présentent toujours un volume égal, un degré
de chaleur sans cesse le même, un goût, une odeur qui
ne varient en rien, un limon onctueux de pareille couleur;
nous ne saurions assez le répéter, nos sources jouissent de
leurs antiques vertus.... Et elles subiraient de grandes
altérations? présomption bien coupable! les chimistes ne
les jugent que par le produit de leurs analyses, et l'on
sait maintenant ce qu'il faut croire de ces opérations.

Si la constance dans les qualités physiques ne suffisait
pas à quelques incrédules pour ne plus douter de leurs
altérations, qu'ils apprennent que nos eaux réagissent
contre certaines substances toujours de la même manière,
employées à doses égales sur des quantités d'eau thermale
également déterminées ; ces substances, ces préparations
produisent toujours des résultats analogues. L'argent noircit
beaucoup à *César*, aux *Espagnols*, au *Bois*, à la *Raillère*,
moins à *Pose*, à *St.-Sauveur*, au *Pré*, pas du tout à *Bruzaud*. Le syrop de violettes verdit dans toutes. Les acides
unis à des bases métalliques, amènent sans cesse des phénomènes d'une ressemblance frappante. L'acétate de plomb,
le nitrate d'argent, tout en déterminant des précipités
noirâtres dans tous, excepté *Bruzaud*, n'en déterminent
pas d'également abondans dans chaque source... Le *Bois*,
la *Raillère*, *St.-Sauveur*, présentent de plus des pellicules
graisseuses qu'on ne voit pas dans les autres, etc. Ces
effets ne changent jamais... Ils suffisent donc pour prouver
l'inaltérabilité des sources médicinales de Cauterets... Qu'on
ne pousse pas toutefois plus avant ses recherches ; si le
résidu qu'on obtient est soumis à la filtration, à l'action
du calorique, ces lessives multipliées, ces évaporations
successives dénaturent si bien les ingrédiens des eaux,
qu'ici comme dans toutes les analyses épurées, on trouve
des composés bien différens de ceux qu'elles tenaient en
dissolution, et l'on ne sait plus se reconnaître... Il est
incontestable, ce me semble, qu'un réactif qui produit
constamment sur une telle eau le même changement aper-

cevable, doit avoir toujours agi sur une réunion homo-
gène d'élémens constans. On sera donc autorisé à penser
que telle source sera perpétuellement la même, si toujours le même phénomène a lieu. Cette analyse suffira au
praticien, pourvu que les applications qu'on peut en faire
dans toutes les circonstances de maladie, ne lui soient
point étrangères. Des eaux, dans tous les temps les mêmes,
doivent jouir des mêmes vertus, doivent guérir des affections identiques, et c'est ce qui existe à Cauterets.

Le médecin sera d'autant plus satisfait de cette connaissance, qu'il saura, que tous les moyens d'analyse achevée
sont insuffisans; que par eux, la perte des matières volatiles qui sont, sans contredit, un des agens majeurs des
eaux thermales, change extraordinairement leur nature,
et cause, outre la précipitation des élémens qui ne doivent
leur solubilité qu'à la présence des gaz, une réaction entre
les corps fixes qui en altère les propriétés. Cette analyse
physique lui suffira surtout, lorsqu'il réfléchira qu'il est
impossible de rémédier aux phénomènes de double décomposition que le calorique est capable d'opérer entre
des composés qui ne changent point dans l'eau froide,
quelque expérience que l'on ait, quelque habileté qu'on
suppose à l'analyste, quelque attention qu'il porte à bien
faire.

Les eaux de Cauterets ne subissent donc des altérations
à aucune époque de l'année : ceci est prouvé par la constance de leurs qualités physiques, et par la manière uniforme dont elles réagissent contre les substances que l'usage
et l'observation ont consacré pour juger de leurs principes
fixes.

Je vais plus loin; et supposant pour un instant les
analyses que nous possédons exactes, je demande si la
découverte minutieuse des élémens des eaux peut intéresser le praticien dans la guérison qu'il se propose
d'obtenir de leur usage ?

Cette connaissance ne peut intéresser que le naturaliste,

dont l'objet est de tout savoir: en médecine pratique, son utilité est presque nulle. L'analyse disjoint les principes constitutifs des sources minérales ; elle en fait connaître, si l'on veut, le nombre et la nature ; mais ce n'est point chacun d'eux séparément que l'on conseille, ce n'est point deux de ces substances que les malades avalent ; c'est l'amalgame entier qu'on administre ; c'est la réunion de ces corps divers qui font les eaux médicinales ; et eût-on sur les vertus de chaque ingrédient qui y entre dès données vraies, certaines, on serait peu avancé, on ignorerait complètement les propriétés du composé... En effet, l'eau composée n'est pour le praticien qu'un remède simple ; c'est le jalap, c'est le quinquina, c'est l'opium et bien d'autres qu'il ne faut pas administrer au hasard, et qu'on n'administre pas mieux, parcequ'on sait qu'ils contiennent une partie muqueuse, une autre résineuse, qu'on ne le ferait quand on ne le saurait pas, ainsi que l'avait si bien vu *Molière*. (*a*)

Les recherches aussi curieuses qu'inutiles auxquelles se sont livrés des hommes d'un grand talent, cesseront donc, si l'on veut admettre cette idée : *l'eau minérale est un médicament simple*. Les propriétés variées et souvent contradictoires de telle source, ne seront plus rapportées par les uns à la simple action délayante de l'eau, par les autres à la chaleur seule ; les principes fixes ne seront plus considérés comme les agens exclusifs des sources médicinales ; on n'attribuera plus aux substances volatiles, des cures merveilleuses pour lesquelles peut-être ces émanations n'ont rien fait. Le malade qui boit l'eau minérale, boit en même temps le calorique, plusieurs élémens fixes et le

---

(*a*) Il n'y a d'exception à ceci que les remèdes dont on peut administrer isolément, dans certains cas, les principes divers dont ils sont formés, comme le quinquina, par exemple, etc. Pour ceux qu'on administre en masse, l'analyse est inutile. Or les eaux minérales ne peuvent être avalées autrement ; elles cessent d'être, lorsqu'on en sort un seul ingrédient naturel.

gaz que les affinités y retiennent encore, et que l'atmosphère n'a pu recevoir. Il serait, on le sent d'avance, très-ridicule de vouloir assigner dans ce composé, des corps comme agissant isolément, et se prononcer sur l'inertie des autres; de vouloir encore juger exclusivement utiles dans cet assemblage, des substances gazeuses qui, considérées séparément, n'ont aucune vertu, ou n'en ont que de nuisibles (a). Ce n'est point ainsi qu'on peut parvenir au but si désiré d'expliquer ces cas étonnans où rien ne paraît se ressembler, que nos sources guérissent, et qui font la tourmente des médecins par l'immensité d'indications qu'elles offrent, par le peu de filiation qu'elles présentent. Jusqu'ici les praticiens imbus des données physiques, n'ont sçu où classer ces affections singulièrement compliquées; un traitement analytique leur a paru impossible, et toutefois les malades guérissent et guérissent par nos eaux. Nous tâcherons, par des moyens différens de ceux de l'analyse chimique, et sans attribuer ces cures à certains de leurs principes, exclusivement à tous les autres, de résoudre ces difficultés qui sont, sans contredit, un des points de médecine les plus intéressans.

Prétendre juger une eau minérale par les données qu'a fournies son analyse, est donc un moyen mauvais, quoique trop généralement suivi. Pénétrons-nous une fois pour toutes de l'importance de cette vérité, savoir, qu'on ne peut écrire un livre utile sur les eaux médicinales, qu'en employant d'autres voies, en se proposant un autre but; renonçons pour toujours à la chimie et à la physique pour

---

(a) On sentira davantage la vérité de ce raisonnement, si l'on veut réfléchir, que 50 à 60 kilogrammes d'eau thermale ne donnent à l'analyse qu'un résidu de trois à 4 gros au plus, quantité dont la vertu ne peut être déterminée. Cependant il est peu de malades qui, durant leur séjour à Cauterets, boivent un pareil nombre de kilogrammes d'eau, où ces sources sont plus minéralisées, et les analyses sont alors imparfaites, ou mieux, elles agissent par la réunion de leurs principes différens.

la solution de ce curieux problême. Il est de toute impossibilité d'assurer que tel des principes cónstituans des eaux que l'analyse a fait connaître, agisse seul contre telle cause de maladie, contre quelqu'un des ses élémens; et la chimie qui ne se propose que la connaissance des substances composantes, qui n'analyse les corps que pour en savoir le nombre et la quantité, ne peut apprécier la masse, encore moins juger du rapport qui existe entre tel mode de la vitalité, et la propriété étonnante d'une eau minérale qui régularise nos fonctions, et change la manière d'être des individus. Nous devons donc employer les eaux minérales en vrais médecins et non en chimistes, *totâ substantiâ ;* nous devons analyser les maladies et non les sources thermales, et dire que pour telle indication, telle eau minérale naturelle agit à la manière des spécifiques ; ou dans le sens des crises naturelles à l'élément qu'elle combat ; ou à la façon des perturbateurs, selon la signification la plus étendue de ce mot ; ou enfin, en déterminant des effets totalement analogues à ceux de certains remèdes, de vertus semblables, quoiqu'inégales, toniques, purgatifs, etc.

Ces principes une fois admis, on sentira combien sont insuffisans les ouvrages publiés sur les sources minérales ; ceux de *Bordeu* exceptés, rien n'est, à mon avis, plus mal conçu que les nombreux mémoires que j'ai lu sur les bains ; la partie thérapeutique surtout, en est le côté défectueux, quoique le seul essentiel. On y trouve, en revanche des détails étendus, des connaissances variées que le praticien dédaigne; on y rebat sans cesse, que la notion des principes constituans fait présumer la vertu, et que la chimie ne peut être étrangère à un traité sur les eaux minérales ; elle en est, y assure-t-on, le côté le plus brillant, le plus solide, le plus nouveau.... Leur vertu ? mais l'expérience l'a depuis long-temps révélée ; elle a fait mieux que les analyses qui ne font jamais connaître que les élémens des eaux, et jamais les vertus du composé.

posé... Non, ce n'est point la vertu qu'on ignore, mais bien l'application que la théorie veut qu'on en fasse.

Quittant donc la marche ordinaire, je crois qu'un ouvrage où l'indication bien précisée, sans verbiage hypothétique, montrerait, d'après l'observation, le degré de confiance qu'on peut avoir pour nos sources dans chacune des maladies qu'on leur recommande en général, serait bien neuf et bien utile. *Bordeu* l'a fait en partie, et en homme d'esprit ; mais sous le rapport thérapeutique, tout est à renouveler... Il serait intéressant encore de faire voir à quelle branche des méthodes se rapportent les effets obtenus par l'usage des eaux de Cauterets, effets si opposés en apparence, et le tout dans le langage rigoureux et convaincant des faits et d'une sobre analogie. Ce plan, le seul que je crois avantageux, présente bien des difficultés ; il exige des recherches nombreuses, une tête médicale peu commune, et la plus grande constance dans ce travail aussi rebutant que minutieux : je n'espère donc pas en remplir les vues ; je m'en occuperai toutefois, et ferai mes efforts pour le bien traiter ; satisfait, quoiqu'il en arrive, d'avoir fourni l'idée première, et d'avoir menagé aux médecins d'un talent supérieur, l'heureuse occasion d'enrichir la science d'un ouvrage que les vrais praticiens désirent, mais que des préjugés funestes font envisager comme impossible.

CHAPITRE VII.

De quelques particularités indispensables à savoir pour bien user de nos eaux minérales, et bien saisir leur mode d'action contre les élémens divers des affections chroniques, pour lesquelles elles sont généralement préconisées.

Ce qu'on dit vaguement des propriétés de toutes les eaux minérales sulfureuses, est de toute certitude pour celles de Cauterets ; il n'existe pas de remède plus important, et auquel soient dûs de plus grands succès. Leurs effets sur l'économie animale sont nombreux et souvent incompréhensibles. Incontestablement nos eaux stimulent les fibres des viscères, et agissent spécialement sur celles des muscles, dont elles augmentent le ton ; elles fortifient aussi les nerfs, et donnent à la machine délabrée, une force et une vigueur remarquables. Leur vertu la plus constante est celle d'exciter la secrétion des urines, la transpiration ; elles augmentent aussi les contractions du cœur, la force et la vîtesse du pouls, et provoquent le flux menstruel et les hémorroïdes, etc. Nos sources médicinales sont aussi très-salutaires : passant avec facilité dans les voies de la circulation, elles contribuent à donner au sang la couleur et le consistance qu'il a perdues, aux autres fluides la densité qui leur est nécessaire, et à leurs canaux l'activité dont ils manquent ; elles portent, en un mot, par tout, la force et la vie. Telle est à peu près la manière de penser des médecins sur toutes les sources sulfureuses ; telles sont, en quelque sorte, les notions qu'on a ébruitées sur celles de Cauterets.

Nous ne suivrons point leur exemple ; ce langage tranchant suffit à peine à l'homme instruit, capable de discerner les cas particuliers qu'on indique ; mais pour l'empirique et le charlatan, pour lesquels les dénominations font la science ; il ne serait peut-être que l'occasion ou le prétexte de les prescrire à tort et à travers ; car leur intrépidité égale leur ignorance, et toujours, on ne le sait que trop, ils ordonnent sans crainte comme sans connaissance les médicamens les plus équivoques.... *Nous remédierons à ces abus, si nous parvenons à distinguer les affections simples, essentielles, où conviennent ces eaux bienfaisantes ; si par une analyse rigoureuse, nous fixons incontestablement les cas de maladies composées et compliquées pour lesquels elles sont avantageuses ; si nous déterminons les élémens de ces dernières qu'elles peuvent guérir, et ceux où elles sont nuisibles, ou contre eux-mêmes, ou uniquement par rapport à leur association ; si nous pouvons démontrer les principes de maladies contre lesquels elles ont une sorte de spécificité, et ceux qu'elles n'atteignent qu'indirectement, en excitant de diverses manières toutes les fonctions excrétoires ; si enfin, nous pouvons fixer comment et à quelle époque nous devons les prescrire....* Cette méthode aussi rigoureuse qu'inusitée, est, sans contredit, la seule qu'on doive suivre pour éviter des erreurs funestes ; la seule qui puisse camper le médecin sur le succès qu'il en attend, et faire cesser la confiance que la renommée, et des guérisons inattendues, donne-raient à des malades sans ressource.

Nous ne classerons d'aucune manière les effets nom-breux, obtenus par leur usage ; nous ferons mieux sans doute de tracer l'histoire des indications, d'éclaircir leur théorie médicinale, de constater leur vertu par des expé-riences positives, plutôt que de les considérer comme un médicament actif, tonique, excitant, et de partir de don-nées aussi incertaines, pour les conseiller dans toutes les circonstances où leurs analogues sembleraient convenir. Nos eaux, il est vrai, sont, à deux sources près, d'une température plus élevée que la chaleur vitale, et à ne considérer que leur caloricité, et quelques autres de leurs principes constituans, on devrait toujours les regarder comme stimulantes. Toutefois, certains de leurs ingrédiens modifient leur action de telle sorte, qu'elles réussissent dans des maladies où tout annonce une exubérance de forces, une augmentation des propriétés de la vie; ici sans doute cette indication n'est que secondaire, et la théorie doit tout employer pour reconnaître l'élément influençant. En nous conduisant ainsi, il nous sera plus facile encore de juger jusqu'à quel point nos eaux méritent les dénominations différentes sous lesquelles bien des médecins les désignent, et qui supposent des vertus spéciales pour chacun des organes de notre économie.

On n'emploie les eaux thermales, et dans tous les temps l'usage a été le même, que contre ces maladies longues, compliquées, souvent funestes et presque toujours obscures, connues depuis les méthodistes sous le nom de *chroniques*. La marche rapide, les révolutions nombreuses et fréquentes qui jugent constamment les maladies aiguës, ont sans doute empêché les médecins de les essayer dans ce genre d'affections, quoique tout porte à croire qu'elles seraient efficaces, au moins, contre certains de leurs élémens ou principes constitutifs. Ces vieilles maladies aussi difficiles à guérir, qu'à être bien jugées, sont avantageusement combattues par nos eaux minérales; de tous les moyens, en effet, elles sont le plus assuré; que de victimes de ces affections rebelles échappent chaque jour à une mort inévitable par l'usage de ces sources d'une efficacité admirable!

Nous avons à Cauterets dix sources différentes, ne fût-ce que dans la quantité de leurs principes, et le degré de leur chaleur : il en est même dont les ingrédiens ne se ressemblent pas; d'autres en contiennent un moins grand nombre... La réunion de toutes ces eaux médicinales dans un même lieu, est un bienfait inappréciable et bien rare; on en sentira toute l'importance, si l'on veut bien réfléchir à l'immensité d'indications fournies par les tempéramens, les âges, les sexes, et ces mille dispositions particulières où se trouvent les individus affectés de maladies chroniques, fussent-elles de nature même identique ; combien de dartres, par exemple, que la *Raillère* a guéries, lorsque *Pose* exaspérait tous les symptômes ? combien de maladies de cette même espèce pour lesquelles la *Raillère* était sans vertus, et que *Pose* palliait et guérissait ? on restera donc convaincu qu'il faut souvent, dans les maux pareils, des moyens dissemblables, ne fût-ce que par leur degré d'activité selon les dispositions constitutionnelles des organes....

Cette vérité fournie par l'expérience, et d'un avantage incomparable, est devenue très-abusive, et quelquefois dangereuse. Au lieu de préciser les circonstances de maladies où ces eaux ont tour-à-tour réussi, et de partir de bases aussi certaines pour en faire l'application ; les medecins repètent sans cesse leurs épreuves, et presque sans exception, les malades essayent de toutes nos eaux minérales ; c'est ainsi que la routine exige qu'on débute à la *Raillère*, qu'on aille ensuite à *Mauhourat*, et qu'on achève cette promenade médicale à quelqu'une des sources de l'est, et quelquefois à toutes. Cette manière d'agir, utile dans quelques cas, est trop longue ; elle sent d'ailleurs trop l'empirisme pour qu'elle mérite nos éloges : le moyen, en voltigeant ainsi, d'acquérir sur chaque source des connaissances positives sur leurs diverses propriétés curatives !

Il ne suffit pas, au reste, au médecin qui connaît le mieux les vertus communes et particulières de nos eaux, pour les conseiller avec succès, de pouvoir discerner l'état actuel d'une maladie fort ancienne ; des détails sur ce qui l'a précédée, sont encore indispensables ; et les malades qui se rendent à Cauterets, doivent toujours être nantis de l'histoire exacte de la maladie dont ils se plaignent, et ne rien omettre de tout ce qui est relatif au traitement : on doit préciser même la forme et les doses des médicamens, l'époque de leur administration et leurs effets avantageux ou nuisibles. On ne saurait croire combien ces notions aident à porter un bon diagnostic, et à décider sur le choix de telle source.

Quelle que soit encore l'idiosyncrasie du malade et l'essence de son affection, il importe d'écarter toute complication qui pourrait annuller l'action des eaux ou les rendre malfaisantes; on veillera donc à ce que les premières voies soient débarrassées de toutes matières saburrales si communes dans les cas de chronicité, avant toute espèce d'administration des eaux; un état de pléthore ou une irritation trop forte du système sanguin, pourraient aussi en contrarier l'usage, et nécessiter l'ouverture des vaisseaux ou l'emploi des adoucissans et des rafraîchissans. En donnant ce conseil, nous sommes loin de penser qu'il faille toujours saigner et purger avant de boire nos eaux, et de prendre des bains.

Si nos sources minérales ont eu des prôneurs enthousiastes qui les regardaient comme infaillibles dans tous les maux qui affligent l'humanité, des imposteurs leur ont refusé toute vertu; ils ont tout fait pour en discréditer l'usage, et ne pouvant nier les cures merveilleuses qu'elles opèrent, c'est à la pureté de l'air, à la variété des sites où elles sont placées, aux divertissemens multipliés qu'on y goûte que ces derniers les attribuent : sentiment bien ridicule, et qui prouve hautement leur mauvaise foi ou leur ignorance; car, si la vie dissipée qu'on mène à Cauterets, si les courses fatigantes et lointaines auxquelles on se livre par bon ton; si les bals et les autres plaisirs bruyans que nos vauxhals procurent, secondent parfois les propriétés des eaux, ils sont toujours préjudiciables à ceux pour qui, le calme et la tranquillité sont nécessaires, et qui sont assez peu sages pour ne point les fuir. Voilà, pourquoi les malades de la haute société, les riches guérissent si difficilement; tandis que les gens du peuple, toujours dociles à suivre nos avis, sont constamment guéris ou soulagés. Aussi fournissent-ils à nos observations, et c'est d'eux que nous apprenons ce que nous pouvons espérer des vertus de nos eaux.

Il est peut-être impossible d'assigner jusqu'à quel point
l'air, les saisons, la nourriture, les passions, l'exercice
et le repos peuvent contribuer à rendre nos eaux salutaires.... Mais si ces choses sagement réglées sont indispensables dans l'état de santé, pourrons-nous douter de leur
influence chez les malades où la faiblesse, la débilité et
l'irrégularité des forces sont à leur comble? non, les malades fuiront une température refroidie qu'amène toujours
le coucher du soleil; ils banniront de leur table le luxe,
la profusion et la variété pour ne rechercher que des alimens délicats et de qualité supérieure; ils choisiront de
préférence le printemps, l'été et les premiers jours de
l'automne, pour éprouver les vertus de nos sources thermales, attendu que ces saisons ont une sorte de spécificité
sur les organes où siègent ordinairement les maladies
chroniques, et qu'elles peuvent concourir efficacement à
seconder leur action... Durant l'usage des eaux, on pourrait,
dans quelques cas particuliers, exciter les passions avec
avantage, pour la cure des affections chroniques dont elles
sont ordinairement les causes occasionnelles et prédispo-
santes, si l'on avait du cœur humain, une connaissance
profonde; si détruisant les préjugés, nous ne craignions
toujours de perdre la confiance, et si en les suscitant à
propos, nous possédions le rare talent de faire naître, et
de ménager convenablement les impressions; mais nos
connaissances à ce sujet, ne sont rien moins que positives;
heureux, si toujours nous pouvions calmer et détruire
celles dont nous sommes le jouet et les victimes !

C'est, en précisant encore, les indications d'après l'âge,
le tempérament et la sensibilité des organes affectés, circonstances qui modifient à l'infini les principes des maladies chroniques, qu'on peut fixer le mode d'administration
des eaux thermales, la quantité et la durée des bains et
des douches, de même que celle de leur boisson; d'avance,
on ne peut en rien dire. L'observation prouve seulement
le besoin qu'on a de varier les quantités d'après toutes ces

considérations, même dans les maladies les plus ressemblantes; j'ai vu un homme du peuple, fort robuste, sujet à des douleurs cruelles d'estomac et à des flatulences, ne trouver du soulagement que dans les eaux de *Mauhourat*; mais pour éprouver cet amendement, il était urgent qu'il en bût neuf verres édulcorée avec un peu de syrop de gomme : toute autre quantité exaspérait la douleur. Une femme malade de douleurs pareilles, mais sans flatuosités, ne pouvait non plus boire que des eaux de *Mauhourat*; mais quatre verres seulement, cinq verres augmentaient les douleurs; deux et trois verres la faisaient vomir.

L'observance de ces préceptes est de toute rigueur si l'on veut éprouver des eaux, dont nous allons énumérer les vertus, tout le bien qu'elles peuvent produire. Tous les secours leur sont utiles, et quelquefois nécessaires pour déraciner des maladies effrayantes par leur ancienneté, et la gravité de leurs phénomènes; l'oubli d'un seul de ces moyens suffit pour éloigner une cure qu'on a tout lieu d'espérer, pour la rendre impossible. Mais si le concours des eaux minérales, et les objets variés du régime deviennent indispensables dans presque tous les cas d'affections chroniques, on aurait tort d'oublier que ce n'est qu'en les employant à propos et aussi long-temps, que ces maladies vieilles et opiniâtres sembleraient le nécessiter : que le préjugé trop généralement reçu que les eaux minérales agissent dans 9, 15 et 25 jours au plus, quelles que soient l'intensité et l'essence du mal, sont on ne peut pas plus funestes. Le plus grand nombre de maladies, au contraire, exigent plusieurs mois, quoique nous ayons à citer un petit nombre d'affections sérieuses guéries dans un temps très-court.... Qui ne sait encore qu'il faut de temps à autre, suspendre l'usage des eaux, et le reprendre ensuite pour en retirer quelqu'avantage dans certaines maladies, et que c'est de cette alternative d'action et de repos que résultent les cures les plus étonnantes. En général, autant que les circonstances le permettront, on continuera l'usage de nos eaux, tant qu'on s'apercevra de leurs bons effets : s'ils étaient toutefois lents à paraître, les malades auraient tort de se décourager ; ils sauront que bien souvent les succès ne deviennent sensibles que deux et quelquefois trois mois après les avoir quittées : ce serait encore à tort qu'ils s'effrayeraient, si les eaux venaient à les éprouver, la guérison ne pouvant avoir lieu quelquefois sans secousse ; d'autres plus heureux auraient à se reprocher de les fuir trop vite, parceque chez eux, elles auraient promptement agi ; enfin, un nombre assez considérable d'individus, soit que la nature de leurs maladies ou leur idiosyncrasie, donnent lieu à cette singularité, ne peut en aucune manière user favorablement de nos eaux. Toujours ils voient par elles leurs maux s'aggraver.

CHAPITRE VIII.

Du mauvais état des établissemens thermaux, et de la manière dont il faut construire celui de la Raillère.

Avant de commencer la topographie médicale de chacune des sources minérales de Cauterets, sources maintenant si fréquentées, dont les vertus rivalisent avec toutes celles des Pyrénées, et les surpassent dans plusieurs affections ; je veux décrire leur position respective, faire connaître l'état de délabrement où leurs établissemens sont réduits, et attirer ainsi l'attention du gouvernement sur leur vétusté, et la mauvaise administration qui toujours à régi ces sources thermales. Il importe de remédier à ces abus, de bâtir d'une manière commode et durable, si l'on ne veut perdre pour toujours la plus utile de nos fontaines minérales, et avec elles les habitans de cette contrée.

La *Raillère*, de même que les trois autres sources qui sont aujourd'hui propriété nationale, et qui long-temps appartinrent à la vallée, sont et furent toujours des huttes informes, mal bâties, peu closes, et par conséquent dangereuses. On a lieu d'être surpris en voyant la source *Reine* de celles des pyrénées dans un abandon semblable ; lorsqu'on réfléchit surtout, qu'on a dépensé à la construction de ces barraques dégoûtantes ou à leur entretien des sommes immenses. Avant la révolution, les consuls de la vallée, administrateurs aussi cupides que négligens, percevaient chaque année les revenus des eaux thermales, et ceux bien considérables des montagnes. Presque toujours ces hommes faciles égarèrent une partie des sommes que réclamaient nos sources à qui elles appartenaient de droit ; le reste servait à payer des charges établies pour leur sûreté et leur utilité. Souvent aussi des architectes intrigans, des entrepreneurs avides, mal surveillés par les ingénieurs, reçurent les rétributions que portaient les devis, sans avoir achevé les réparations les plus urgentes, sans les avoir quelquefois commencées; les commissaires délégués pour juger et recevoir les travaux, d'accord avec ces jongleurs, adhéraient à toutes ces voleries, et contribuaient ainsi à l'entier dénuement de nos établissemens thermaux les plus utiles; ainsi furent administrées nos eaux durant cent ans et plus.... En quatre-vingt dix, la révolution survint, et quoique son essence fût de tout bouleverser, par oubli sans doute, on maintint le même mode de gestion, et les mêmes vices subsistèrent plusieurs années encore. Les eaux minérales furent déclarées propriété nationale; cette décision nous réjouit d'abord; nous avions lieu d'espérer du gouvernement ce qu'il aurait été si facile de faire sous les consuls, si ces hommes, investis de la confiance publique, eussent eu le sentiment de leur devoir, si toujours ils avaient préféré l'intérêt général, au leur propre. Par suite de ces mesures, le produit des eaux fut versé entre les mains du trésorier de l'hospice civil de Tarbes; mais loin de l'utiliser à loger les eaux thermales, à bâtir des édifices dignes de leur objet, on le prodigua à des constructions inutiles et étrangères, à quelques réparations provisoires qu'on payait cent fois plus qu'elles ne coûtaient, qu'on ne faisait point à demi, et qui dans aucun temps n'ont servi à améliorer nos établissemens; malgré les avantages que semblait promettre ce plan sagement conçu, malgré l'assurance expresse d'employer à leur perfectionnement l'argent qu'ils donnent chaque année, nos bains sont encore dans le même état de dénuement, et nous sommes menacés de les garder tels qu'il sont, si le gouvernement ne prend nos réclamations en grande considération, si nous ne sommes assez heureux pour le convaincre du besoin indispensable qu'en a l'humanité malade.

Si, lorsqu'il est question de bien public, chacun a le

droit d'émettre son opinion, pour peu qu'on la juge avantageuse, on me pardonnera, j'espère, dans un ouvrage qui a pour objet nos eaux thermales, d'exposer les plans d'après lesquels leurs établissemens doivent être construits, et les moyens prompts et économiques qu'il faut employer pour les bien faire.

Le local de la *Raillère* au sud de Cauterets, permet une bâtisse vaste, commode et même agréable, quelque sauvage que soit la position où elle se trouve située. La buvette, qui n'est aujourd'hui qu'une espèce de hangard, serait le centre du bâtiment à faire, attendu que la source surgit très-près de cet endroit, à travers et sous de gros blocs granitiques que la nature semble y avoir placé, à dessein de préserver la source de toute altération, de tout accident. Ce lieu servirait encore au même usage; il serait seulement embelli et mieux entendu ; on diminuerait le diamètre du tuyau. Des deux côtés s'irradierait le reste de l'eau minérale, et par portions exactement les mêmes ; deux réservoirs, construits tout près, recevraient les deux filets. Les douches viendraient ensuite ; l'eau conserverait ainsi toute sa chaleur et ses principes. Le reste du terrain serait menagé de telle sorte, que de chaque côté on aurait six cabinets spacieux, bien éclairés, et deux petites salles de communication où l'on réunirait l'aisance à l'agrément. Les bains de *Marbre* qu'on y voit maintenant, serviraient de modèle pour ceux que je propose. Aux deux extrémités de l'édifice seraient deux autres réservoirs réfrigérans ; un canal recouvert y conduirait le trop plein des deux reservoirs chauds, et c'est dans la route qu'elles auraient à parcourir, et dans leur séjour dans ces bassins que ces eaux acquerraient le degré de refroidissement nécessaire ; on ne verrait plus alors, à la *Raillère*, les moyens barbares, usités presque par tout à Cauterets pour cet objet.

Au-dessus des bains, des douches et des cabinets de communication, on éléverait un second étage ; ces thermes présenteraient alors, dans leur ensemble, la plus grande régularité ; on pourrait même consacrer exclusivement pour chaque sexe, une de leurs parties, et nous aurions, comme chez les premiers romains, un bâtiment aussi beau que solide, réunissant encore ce que la décence prescrit, ce que la pudeur commande, mais que nos mœurs rejettent, et ce que le local ne permet pas toujours d'accomplir.... A cet effet, le chauffoir actuel et les bains qu'alimente l'eau de la buvette seraient détruits ; on démolirait de même l'escalier, afin de creuser la terrasse, et d'aplanir tout le sol au niveau du chemin. Ce lieu bien nettoyé offrirait ainsi l'aspect d'une terrasse spacieuse, et laisserait entièrement à découvert la façade de ce monument thermal. On pourrait encore l'embellir bien davantage; pour le moment, toutefois, on se bornerait à faire du côté du Gave, des murs solides et élevés qui, en éloignant les vents que ce torrent y envoie sans cesse, obvieraient encore aux effets terribles des avalanches que les ravins, à l'opposite, versent plusieurs fois dans l'hiver, et qui, dans les années malheureuses, atteignent cet établissement, et l'endommagent...... Cet édifice solidement bâti et d'une noble simplicité conviendrait à la *Raillère*; le volume de sa fontaine est plus que suffisant pour fournir à deux douches et à douze baignoires que nous y avons placées. Afin que les premières ne pussent jamais tarir, et pour ajouter, s'il est possible à leur efficacité, on fera provenir l'eau des douches directement de la source mère, et non des réservoirs eux-mêmes où elle perdrait d'ailleurs de sa température, et sans doute aussi de ses principes au moins volatils. Les malades y trouveraient alors tous les avantages que permet ce lieu très-agreste et presque sauvage; on les préserverait de tout éboulement, en assurant les granits supérieurs, et en empêchant leur chute par des bastions, des murs secs qu'on construira de distance en distance.... C'est là ce qu'il faut promptement faire pour retirer de la fange où elle est ensevelie, la plus utile des sources; mais, un jour, lorsque la France aura réparé ses longs et inouis désastres, le gouvernement ajoutera à sa gloire, en bâtissant dans ces lieux de passage des établissemens d'éclat , et en régénérant ces contrées dont la nudité accélère le déchirement, en les soumettant à une administration rigide et mieux conçue.

Pour bâtir cet édifice tel que nous venons d'en tracer le tableau , nous aurions suffisamment du quart des sommes qui ont été égarées ou inconsidérément employées aux réparations de ces misérables et dégoûtantes barraques. 40,000 francs seraient peut-être nécessaires, mais bien certainement cette somme ne serait point dépassée ; nous ajoutons, en confiant les travaux à des hommes entendus et probes, et non à de vils architectes, à des entrepreneurs mercenaires auxquels le plus ou moins de perfection de l'édifice importerait très-peu, mais qu'un gain sordide guiderait toujours. 40,000 francs sont sans doute peu de chose à consacrer à une source qui, malgré l'affreux délabrement où son établissement est réduit, donne, pour chaque saison des eaux, de quatre à six mille francs de rente. L'édifice terminé, la *Raillère* doublerait ses revenus ou les augmenterait pour le moins d'un tiers ; que de bains, en effet, dont on est obligé de se servir faute d'une douche à la *Raillère*, et surtout, que de baigneurs qui en sont chassés par la saleté qui y règne ? Que le gouvernement fasse donc le sacrifice de 40,000 francs ; c'est le seul que mon pays réclame, l'unique que des malheureux malades lui demandent ; et sans parler de ces considérations puissantes pour lesquelles nul sacrifice n'est cher , peut-on en faire de plus utile ? Douze années de jouissance ne rembourseront-elles pas le capital que ces thermes auront coûté ?

Si cette somme ne pouvait être fournie en raison des circonstances pénibles où la France est réduite, que le gouvernement abandonne douze à quinze années la jouissance de cette source à des actionnaires ; ceux-ci feront toutes les avances que le monument exigera ; le gouvernement d'ailleurs y trouvera toute espèce d'avantage, et

nous la satisfaction bien douce de voir des jongleurs architectes et autres personnages, privés des plaisirs de s'en-
graisser dans cette entreprise qu'ils auraient vainement
convoitée. Vendre cette source est encore une chose bonne
à proposer ; nous verrions aussitôt le propriétaire s'empresser de bâtir et d'embellir ce monument thermal. On
doit opter entre quelqu'un de ces moyens, ils favorisent
tous, les intérêts du gouvernement; en les adoptant, la
contrée n'éprouvera pas non plus des inconvéniens attachés
à tant d'autres, présentés déjà, et dont la seule idée répugne à ma pensée: il n'est point sage, en effet, de
proposer la destruction de nos belles forêts, pour construire
un édifice dont l'utilité est attachée à leur existence; vendre
des sapinières pour 40,000 francs, c'est les ravager toutes,
c'est désoler la contrée, c'est empresser la désertion.

CHAPITRE IX.

Des propriétés physiques des eaux de la Raillère, et des résultats obtenus de l'emploi des réactifs, et par l'évaporation de 23 kilogrammes de cette eau minérale, etc.

La *Raillère* n'est pas celle de nos sources minérales la plus anciennement connue, mais ses vertus l'ont rendue la plus célèbre, et la tradition fait remonter à deux siècles l'époque où cette eau devint un objet de grande considération ; elle ajoute qu'une vache engraissée par son usage, attira sur elle l'attention des habitans qui n'avaient point jusqu'alors soupçonné ses vertus curatives. Dans tous les pays possibles, les troupeaux, dit-on, ont découvert les sources minérales ; partout ils ont fait les premiers essais ; enhardis par ces exemples, nos montagnards osèrent s'en servir pour calmer leurs douleurs, pour guérir leurs infirmités ; leurs tentatives eurent un plein succès. On a taxé de ridicule cette histoire généralement répandue ; elle est pour moi très-vraisemblable ; n'est-il pas naturel de penser, en effet, que nos eaux minérales, par leur odeur nauséabonde, la quantité et la nature des matières qu'elles charrient et déposent, devaient plutôt éloigner les malades d'en faire usage, que les exciter à les boire ? il était tout simple qu'on les jugeât malfaisantes ; plus heureux que nous, ces animaux, en suivant leur instinct bien souvent plus sûr que nos raisonnemens, procurèrent aux hommes le plus utile et le plus précieux de tous les remèdes !

Qualités physiques. L'eau de la *Raillère*, chaude à 32 degrés (réaumur), est abondante, limpide, d'une saveur désagréable, d'une odeur forte et éminemment sulfureuse ; très-onctueuse au toucher, sensiblement plus pesante que l'eau du Gave qui équivaut à de l'eau distillée ; traînant beaucoup de filamens glaireux et blanchâtres qui, desséchés et calcinés, fournissent une odeur de soufre et

de

de substances animales en putrefaction. Les conduits où elle passe, et les murs des bassins où elle séjourne, en sont tous tapissés; les matières grasses ét sulfureuses y sont même contenues en si grande quantité, qu'il suffit de laisser à son conctact un corps quelconque, pour qu'il en soit tout couvert du soir au lendemain : soumise à l'action de certains réactifs, elle donne les résultats suivans....

Qualités chimiques. 1.º Elle verdit faiblement le sirop de violettes;

2.º L'eau de chaux, après un certain temps, trouble sa limpidité, et produit un précipité blanc, floconneux;

3.º Le muriate de barite y forme un léger précipité grisâtre;

4.º Le nitrate d'argent y cause des flocons blancs et comme caillebottés;

5.º L'acétate de plomb y détermine la formation de beaucoup de flocons brunâtres.

L'action du sirop de violettes sur l'eau de la *Raillère*, prouve l'existence d'un alkali, et sans doute du carbonate de soude. Ce sirop verdit, en effet, même après qu'on l'a fait bouillir. Le gaz hydrogène participe à ce phénomène , puisque la couleur verte est plus foncée avant son dégagement.

Le précipité produit par l'eau de chanx, se forme lentement ; doit-on, dans ce cas, le considérer comme le résultat de la décomposition du carbonate de soude ? ou bien l'eau de chanx ne serait-elle saturée que par l'acide carbonique contenu dans l'atmosphère ?

Les précipités blanchâtres, formés par le muriate de barite et le nitrate d'argent, indiquent, le premier, la présence d'un sel sulfurique, le second celle d'un muriate.

L'eau de la *Raillère* contient aussi du gaz hydrogène sulfuré. Les flocons brunâtres, obtenus par l'acétate de plomb, ne sont autre chose qu'un sulfure de plomb, formé par l'évaporation du gaz hydrogène.

Enfin, la matière grasse, assimilée par nos chimistes à

une gélatine animale que l'on considéra long-temps comme une huile ou un bitume, est de tous les ingrédiens contenus dans cette eau, celui qui paraît y exister en plus grande quantité....

Soumis à l'appareil pneumato-chimique, vingt-trois kilogrammes d'eau de la *Raillère* ont donné la quatrième partie de gaz hydrogène sulfuré.

Ce nombre de kilogrammes, évaporés à un feu très-doux, ont donné un résidu de couleur chocolat, d'une odeur nauséabonde, pesant deux gros et demi.

Aucun des composans de ce magma brunâtre n'est soluble dans l'alcool. Lavé dans de l'eau froide, filtré et évaporé, j'ai obtenu quarante deux grains muriate de soude; il avait du moins la saveur fraîche, agréable et piquante de ce dernier; il en avait aussi la cristallisation; jetée dans de l'eau très-chaude, la portion du résidu, déposée sur le filtre, y reste insoluble, preuve frappante qu'il n'est point de sel calcaire dans l'eau de la *Raillère*; la silice sans doute le composait en grande partie.

Le restant de ces trois lessives conservait encore quelque chose de sa couleur foncée; il était aussi gluant et presque semblable au sédiment oléagineux, déposé dans les réservoirs et les conduits de cette source; la quantité était si petite, j'étais moi-même si fatigué d'opérer sur de pareilles proportions, de répéter ces lessives inutiles, que je l'embrasai dans un creuset rougi. En se sublimant, je sentis le soufre et cette odeur puante qu'exhalent les flocons glaireux lorsqu'ils brûlent.

Je ne précise pas les doses des divers ingrédiens contenus dans l'eau de la *Raillère*, parce que je considère mon analyse aussi incomplète que toutes les analyses connues. Ce que j'en sais, suffit pour me convaincre qu'il y a du gaz hydrogène sulfuré, quelques sels à base d'acide carbonique, sulfurique, muriatique et de soude; qu'il y a surtout beaucoup de substance gélatineuse, et peut-être aussi de la silice. Mais aucun réactif ni rend sensible la présence du fer que *Bordeu* prétendait y avoir trouvé; aucun ne prouve qu'il y ait un acide libre, du soufre pur, des sels à base, de magnésie et de chaux, ainsi que l'a publié M. *Poumier*.

En résultat, mon analyse ressemble fort à celle du grand *Vauquelin* dont le nom fait foi en parcille matière; elle ne diffère presque pas non plus de celle de M. *Rosières*, pharmacien distingué de Tarbes, surtout avantageusement connu par l'examen qu'il a fait de toutes les eaux thermales des Pyrénées. Il existe néanmoins assez de disparité pour croire que nous n'avons encore que des analyses inexactes de cette source; ainsi M. *Vauquelin* qui ne précise point les doses, n'a pu en apprécier la matière grasse. M. *Rosières* qui a opéré sur 30 kilogrammes d'eau, a obtenu la moitié du volume de gaz hydrogène sulfuré, lorsque je n'en ai retiré que la quatrième partie. 30 kilogrammes lui ont donné un résidu fixe beaucoup plus petit qu'à moi, qui n'ai opéré que sur 23 kilogrammes, par rapport au muriate de soude; il y a une différence de 38 grains, etc. Mais en voila suffisamment pour satisfaire ceux qui, dans un pareil ouvrage, auraient peut-être trouvé mauvais qu'on n'eût point parlé de l'analyse chimique des eaux de la *Raillère*.

CHAPITRE X.

Exposé très-court, mais nécessaire de la manière dont plusieurs médecins de Montpellier conçoivent l'état divers des maladies, et de quelques affections simples, élémentaires, existant souvent isolément, pour lesquelles les eaux de la Raillère *sont utiles, etc.*

Grâce aux travaux immortels de quelques auteurs modernes, la médecine est aujourd'hui débarrassée de ces hypothèses ridicules, empruntées des sciences étrangères pour l'explication des phénomènes de l'économie vivante (*a*). Une heureuse application de l'analyse à la médecine, leur a fait reconnaître, dans toutes les maladies possibles (*b*), un certain nombre de phénomènes primitifs auxquels se rattachent l'immensité de symptômes arbitrairement classés par les différens nosologistes. Pour ces hommes de génie qui ont été si avant dans la science de l'homme, toutes les maladies possibles sont, ou simples, ou composées, ou compliquées; elles sont simples lorsqu'un élément les constitue isolément, qu'il s'annonce par des caractères sensibles qui n'appartiennent qu'à lui, et qu'on a à lui opposer un traitement presque toujours

______

(*a*) L'étude approfondie de toutes les parties de la médecine, et la pratique de chaque jour, me convainquent de plus en plus que la doctrine générale de *Barthez* est inattaquable; elle est, en effet, un système qui réunit tout, qui satisfait à tout, et les principes avec lesquels cet homme illustre l'a construit, sont si certains, qu'ils serviraient à corriger les erreurs qu'il pourrait contenir, qu'ils serviraient même à le refaire en entier, dans le cas où il ne contiendrait pas une seule vérité.

(*b*) Ce n'est pas que les grands médecins de tous les temps n'ayent analysé dans leur pratique, et même dans quelques-uns de leurs écrits. Mais on ne saurait refuser à l'école de Montpellier la gloire d'avoir la première fait un corps de doctrine avec des matériaux épars qu'elle a puisé en général dans les bons ouvrages.

utile.... Elles sont composées, lorsque deux, trois élémens et davantage concourent à former une maladie donnée, ayant chacun ses causes, ses symptômes, mais n'ayant pas toujours une égale influence pour déterminer un traitement; enfin, elles sont compliquées, lorsque deux ou plusieurs de ces affections composées existent chez le même individu, qu'elles s'y manifestent par des signes sensibles, exclusifs, et qu'elles nécessitent l'emploi de certains moyens de vertu différente.

Connaître exactement le nombre d'affections simples qui composent une maladie, est une chose si essentielle, qu'on peut avancer, sans crainte d'erreur, qu'on va toujours en aveugle jusqu'a ce qu'on est parvenu à les bien distinguer. Mais souvent aussi on a peu fait, lorsqu'on a réduit à un certain nombre d'élémens, la maladie dont on s'occupe : l'analyse pure et simple est dans ce cas insuffisante, et les médecins de Montpellier ont recours alors à des méthodes thérapeutiques aussi vraies qu'ingénieuses, à l'aide desquelles ils découvrent l'origine et les rapports des maladies entr'eux; cette opération mentale est pour eux l'unique et la véritable théorie médicinale. Nous trouverons souvent occasion de faire l'application de ces principes, en parlant des maladies simples et compliquées pour lesquelles nos eaux minérales ont des propriétés réelles.

De la faiblesse. La faiblesse est, de tous les principes de maladies, celui qu'on voit exister uniquement chez un grand nombre d'individus qui viennent à Cauterets faire usage de nos eaux minérales: les gens du peuple presque toujours privés d'alimens de bonne qualité, minés par des travaux excessifs; les femmes, épuisées par un allaitement trop long, par des hémorragies et autres évacuations fréquentes, n'ont souvent d'autre incommodité qu'une faiblesse extrême. Les chagrins profonds, les grandes tristesses, les jouissances immodérées et précoces sont constamment les causes de l'affaiblissement qu'éprouvent les personnes fortunées des grandes villes qui ont recours à nos eaux; on reconnaît cette faiblesse générale à la pâleur et à la bouffissure du visage , à l'amaigrissement, au manque d'appétit; les digestions sont pénibles, l'exercice fatigant et même impossible , les extrémités enflées, etc. Cet état de débilité peut être quelquefois borné à un organe exclusivement, mais presque toujours alors , il s'adjoint d'autres élémens ; du reste , les signes se tirent de l'altération des fonctions attachées à cet organe.

Les eaux de la *Raillère* , bues les premiers jours , à la dose de deux à trois petits verres, avivent insensiblement les forces de l'estomac; bientôt la peau se colore , les muscles se roidissent, l'appétit se réveille; on augmente peu à peu la dose ; on fait concourir avec succès l'usage des martiaux, des toniques et certaines substances analeptiques, moyens auparavant employés seuls et toujours inutilement. On tâche de produire un dernier excitement (si l'œdématie est peu de chose), par l'emploi des bains de la même source , à la température naturelle , et d'une durée de 15 à 30 minutes. Trois femmes et deux hommes, chez lesquels les signes ci-dessus se trouvaient réunis, ont été guéris dans l'espace de 25 à 65 jours; l'un de ces derniers hâta sa guérison par une quarantaine de verres d'eau de *Mauhourat* , qu'il n'avait pu supporter durant tout le premier mois.... Rien chez ces malades n'annonça un travail critique; une des trois femmes eut seulement ses urines chargées vers la fin. Ces malades ne bûrent pas tous la même quantité d'eau de la *Raillère*, ni aussi long-temps les uns que les autres.

De la douleur. La douleur , presque toujours compagne ordinaire des maladies chroniques, n'a pas , dans toutes les affections , une même importance : forte et tenace dans les unes, mobile et fugace dans les autres, elle constitue dans toutes une manière d'être de la sensibilité qu'il serait essentiel de bien connaître. Ce n'est pas cependant à étudier ses nuances infinies, que le praticien doit s'attacher ; mais à fixer les cas où cette lésion de la vie forme une maladie seule ; ceux où elle s'associe d'autres élémens pour la former ; et ceux, très-multipliés encore , où elle n'est que l'effet ou le symptôme de ces mêmes élémens. Il n'est pas rare de voir à Cautérets des malades sujets à des migraines violentes , des douleurs d'estomac cruelles , des coliques déchirantes , des crampes aux extrémités , n'éprouver ces douleurs que par accès, et ne laisser après elles aucun indice de leur nature : on ne peut les attribuer qu'à une susceptibilité excessive, à une altération forte et inconnue de la sensibilité de chaque région , de chaque organe ; les personnes du sexe, celles qui abusent des liqueurs spiritueuses , celles encore qui ont tout à coup renoncé à une vie active et laborieuse pour jouir d'un repos presque absolu , y sont les plus exposées. Les malades dont nous parlons sont tous très-irascibles ; habituellement très-maigres , ils sont aussi sujets à des insomnies presque continuelles ; mais ce qui caractérise sur-tout ces névralgies simples , c'est leur invasion subite et inattendue.

Une jeune dame , éminemment sensible , d'ailleurs bien portante , ressentait tous les 8 , 12 et 15 jours des crampes si douloureuses aux jambes , qu'elle était aux hauts cris durant trois et quatre heures ; ces crampes aiguës se terminaient quelquefois par des convulsions générales ; plus souvent par des sueurs partielles des bras, de la poitrine, des extrémités inférieures. Le sommeil qui suivait cet état pénible , rendait l'intéressante malade à la santé. Elle avait vainement fait usage des calmans et des antispasmodiques, soit en bains , soit à l'intérieur , avant son arrivée à Cauterets. Guidés par des théories incendiaires , quelques médecins avaient encore conseillé des purgatifs drastiques, des vésicatoires sur les parties douloureuses. Ce traitement avait rapproché les attaques. Tout chez la malade annonçant une simple lésion de la sensibilité , je prescrivis l'infusion de coquelicot, le sirop d'opium gommeux, l'extrait de bella-dona, ces narcotiques administrés seuls causaient des vertiges, des nausées, des vomissemens : trente-six bains de la *Raillère* à la température de 28 degrés, et cent verres d'eau de cette source firent cesser les éblouissemens et les nausées, les crampes diminuèrent ; elles devinrent aussi plus éloignées, elles finirent par disparaître.... Cette cure s'opéra sans crise apparente. Les eaux, dans ce cas-ci, ont-elles agi directement contre le vice existant, ou bien n'ont-elles que secondé l'action des hypnotiques en s'opposant à leurs mauvais effets ?... Donnés seuls, non seulement ils procuraient des vertiges, etc.; mais ils ne produisaient aucun amendement sensible.

J'ai vu des malades atteints de coliques et de migraines habituelles, dont la cause échappait à la plus stricte analyse, retirer, des bains et demi-bains des eaux de la *Raillère*, un succès aussi complet qu'inattendu. Comme il n'est que trop commun, ils n'avaient recours à nos moyens naturels, qu'après avoir épuisé ceux qu'on conseille en semblable circonstance; leur inutilité avait tellement dégoûté plusieurs de ceux dont je parle, qu'ils se refusèrent à prendre autre chose que l'eau minérale. Un seul, dont la migraine s'accompagnait parfois d'un peu de rougeur à la face et surtout aux yeux, céda à mes instances, et se fit légèrement saigner du bras. Cette évacuation s'opposa à de nouvelles congestions ou à de nouveaux orgasmes, et la migraine ne le tourmenta plus; il prit une quarantaine de demi-bains à la température ordinaire. Ce moyen révulsif rendit la douleur ambulante dès le quinzième jour. Aucun de ces malades n'a offert de signe critique; leurs excrétions n'ont été ni changées ni plus abondantes; nos eaux ont réellement agi à la manière des spécifiques.

L'existence de ces névralgées isolées, est rare et toujours très-difficile à reconnaître. Ce qu'on croit n'être qu'une lésion de la sensibilité, est quelquefois produit par des causes cachées, qu'aucun moyen thérapeutique ne peut dévoiler, mais réelles. Parmi bon nombre d'observations, le fait suivant semble le prouver.

Un prêtre, d'un tempérament sec, irritable et point maladif, dont le caractère était gai, et l'imagination très-vive, fut brusquement atteint d'une cardialgie atroce vers l'âge de 45 ans. Les méthodes adoucissantes et calmantes n'ayant produit qu'un mieux-être passager, on essaya de perturber cet état inconnu par l'usage du tabac chiqué et des liqueurs alcooliques: les douleurs persistèrent; mais leur durée ayant détruit les facultés digestives, il devint indispensable au malade de continuer l'usage de ces substances. Il vint une première fois à Cauterets, et fut très-soulagé par l'eau de la *Raillère*, en boisson et en demi-bains. Une force d'âme peu commune, l'indifférence de la vie, la croyance même où il était de ne guérir jamais, lui firent perdre de vue un remède dont il avait à louer les vertus; deux années s'écoulèrent à ne rien faire; les douleurs augmentèrent de plus en plus; il vint une deuxième fois chercher du soulagement à la *Raillère*, et son attente ne fut point trompée; il reprit l'usage des demi-bains et de la boisson. Quoique le tabac et les liqueurs éthérées eussent visiblement aggravé son état, il fut impossible de ne pas les continuer; je cherchai à modifier leur action délétère par l'usage du lait à déjeuner, et un julep calmant le soir; le sommeil, dès le quinzième jour, fut plus profond, les souffrances moins vives; il ne fut plus obligé de se lever pour presser fortement son épigastre contre le bord d'une table ou le dossier d'une chaise, chose qu'il faisait toujours auparavant.... Le mieux allait croissant, lorsqu'il lui prit fantasie d'aller visiter la grotte de *Mauhourat*, et de boire de ses eaux minérales... A son retour, douleur plus aiguë, nausées, poids considérable au bas-ventre, selles noires et sanguinolentes. Le malade continua son régime ordinaire, il fit seulement plus d'exercice. Au moment de se coucher, les nausées recommencèrent, le vomissement eut lieu, le peu de matières qu'il rendit, le soulagèrent; ils s'endormit... A son reveil, besoin d'aller du ventre, il remplit son pot d'un sang noir et corrompu; des vomissement survinrent aussi, et le malade rendit par cette voie dix à onze livres d'un sang pareil. A la douleur intolérable que cette évacuation copieuse venait d'enlever, succéda une faiblesse extrême; le pouls était éteint, une sueur froide arrosait sa poitrine. Le repos, des frictions aux extrémités inférieures, des cordiaux, administrés souvent et pendant douze jours, remontèrent ses forces abattues, et le mirent à même de se retirer à cheval. Les douleurs qui avaient cessé, se réveillèrent deux mois après, les autres accidens s'y joignirent, et le malade succomba.

Si la douleur subitement ressentie porte à penser qu'elle constituait seule l'affection du malheureux curé, du moins il est hors de doute qu'il existait encore une altération humorale et un état fluxionnaire vers la rate que rien ne faisait présumer; le malade n'ayant jamais eu ni hémorroïdes ni ulcères supprimés, la rupture de ce dépôt (car la congestion était formée) ne sera pas non plus attribuée à l'eau de *Mauhourat*, par beaucoup de médecins, lorsqu'ils réfléchiront que jusqu'alors il avait impunément abusé des liqueurs les plus fortes. Nous chercherons à nous rendre raison de toutes ces singularités, et nous dirons que la couleur foncée du sang et sa puanteur, prouvent sa décomposition; et qu'une congestion semblable n'a pu se faire sans fluxion vers cette partie. La douleur seule primitivement a donc fini par s'associer ou produire ces deux derniers élémens que rien à l'extérieur ne rendait sensible. L'impression nouvelle qu'a fait sur l'estomac du malade l'eau de *Mauhourat*, a suffi pour rompre cet amas, quoique beaucoup moins stimulante que les liqueurs dont il s'abreuvait journellement, et que l'habitude avait rendu nulles.

Du spasme. Le spasme ou la réaction momentanée et excessive des solides vivans, forme une complication

presque toujours fâcheuse du plus grand nombre de maladies chroniques, dans lesquelles nos eaux ont quelques
célébrité. Il arrive aussi que des personnes mobiles,
dont le tempérament est irritable et faible, particulièrement celles du sexe, avant et après l'époque de la
menstruation, ne présentent absolument d'autre signe
de maladie que l'état nerveux dont nous parlons. Presque
toujours on a à les attribuer à des sensations vives et
continues, à des imprudences dans le régime, à des contrariétés affectées. La tension de certains muscles, plus
souvent des convulsions générales prouvent l'existence du
spasme; il se masque quelquefois sous des formes moins
alarmantes et si peu apercevables, que les malades peuvent seuls rendre compte des mal-aises qu'ils éprouvent. Une sensation de froid, le pouls concentré, gêné
et presque insensible; des bâillemens, des pendiculations
fréquentes sont les avant-coureurs assurés de ces anxiétés
bizarres que les malades expriment vaguement, lorsqu'ils
disent que les nerfs leur font mal. Le spasme ou l'irritation nerveuse formait, ce semble, le principe exclusif des
affections convulsives dont nous allons rapporter les exemples, et que les eaux de la *Raillère* ont directement guéri,
ou dont elles ont aidé la guérison, en rendant efficaces les
méthodes calmantes et antispasmodiques qui, jusqu'alors,
avaient été employées sans succès....

Une demoiselle de 20 ans, d'un tempérament lymphatique et nerveux, réglée depuis l'âge de 14, mais peu et
très-irrégulièrement, éprouvait sans cesse le sentiment
d'une boule qui montait du bas-ventre à la gorge, et qui
rendait la déglutition de la salive difficile. Son abdomen
ordinairement très-plat, devenait météorisé dès l'instant
où le cours de ses menstrues commençait; ce mouvement
expansif des muscles abdominaux, augmentait le deuxième
jour; la malade y ressentait encore une légère douleur;
le troisième, la dilatation et la douleur devenaient considérables. Alors, l'écoulement cessait, et des convulsions

violentes remplaçaient les contractions toniques des muscles de l'abdomen, et terminaient la maladie... Des bains
domestiques, la saignée, l'opium, sous diverses formes,
l'éther sulfurique, le camphre, quelques substances répu-
tées emménagogues n'ayant produit aucun amendement,
la malade fut envoyée à Cauterets pour prendre les eaux
de *Bruzaud*. Dix à douze verres de cette source, et quatre
bains entiers à la température ordinaire, déterminèrent une
forte constipation, des maux de tête et un prurit dans tout
le corps. (Des demi-bains de cette source et moins chauds
eussent fait du bien ; l'eau causa une indigestion). Je fus
consulté ; je prescrivis pendant quelques jours des lavemens simples et émolliens ; pour tisanne, une infusion
légère de valériane et mélisse; la malade ne prenait pour
nourriture que du bouillon où l'on ajoutait quelques
gouttes d'eau de canelle orgée. Ces accidens calmés, elle
prit en aversion les eaux de *Bruzaud*; je l'envoyai à la
Raillère; elle prit quarante demi-bains, à 30 degrés, d'une
heure chaque, et 80 verres d'eau, coupée avec un tiers
de valériane et mélisse. Le jour, elle avalait quelques
cuillerées d'une potion faite avec les eaux spiritueuses de
menthe, mélisse et armoise, édulcorée avec le sirop
d'orange et la liqueur d'hoffmann; elle se frottait aussi le
ventre avec un liniment fait avec l'huile d'amandes et la
teinture d'opium ; ce traitement combiné, produisit une
menstruation abondante, et la guérison de tous les phénomènes nerveux.

Le spasme était encore la seule affection élémentaire
chez un enfant, sujet à des roideurs des membres et au
trismus. Des bains domestiques froids long-temps continués, n'avaient rien fait; l'opium et tous les antispasmodiques connus, avaient aussi échoué.... Pendant 15 jours,
les eaux et les bains de la *Raillère* parurent aggraver le
mal; les machoires et les genoux devinrent douloureux....
Je persistai à faire prendre au malade trois petits verres
d'eau et des bains de deux heures, à la température de

26 degrés ; au sortir du bain , on le frictionna avec une flanelle sèche d'abord, et puis imbibée de baume de fioraventi. Sa nourriture principale et presque exclusive, était du laitage et des truites. Ce traitement, employé 45 jours, rendit presque nulle la contraction involontaire des machoires ; la tension des membres diminua aussi beaucoup pendant son séjour ici , et finit par disparaître trois mois après.

Une paysanne belle et robuste abondamment menstruée , au moment où elle voit tomber sa mère apoplectique, ressent une impression si vive à l'épigastre, qu'instantanément ses cours périodiques se suppriment , et un violent hoquet se déclare ; elle peut difficilement parler et prendre des alimens. Divers moyens révulsifs , calmans et antispasmodiques, employés pendant deux ans , n'avaient produit aucun effet ; vingt demi-bains de la *Raillère* à 32 degrés , et une trentaine de verres d'eau de cette source, soulagèrent beaucoup la malade ; des bains de siège et des pilules d'opium , de castoreum avec la gomme adragant et la poudre de valériane, achevèrent de guérir le hoquet, et rapellèrent les mois.

Nous pourrions citer un plus grand nombre d'observations relatives à des sujets, malades de palpitations , de convulsions hystériques, d'asthmes nerveux , de toux périodiques dont la cause prochaine est tantôt une viciation de la sensibilité, tantôt une simple lésion des mouvemens organiques ; mais ceux que nous avons rapporté, suffiront pour prouver la spécificité des eaux de la *Raillère* contre cet état morbifique, signalé par les symptômes les plus disparates et les moins constans.... Il serait curieux, je le sens, de concevoir la manière d'agir des eaux, dans ces cas d'affections simples ; mais les malades ont ressenti leurs bons effets, sans qu'ils se soient aperçus d'aucun signe critique... On ne peut assimiler l'action de nos eaux à celles des bains tièdes, puisque, prises au même degré, elles conservent encore une vertu stimulante ; on ne peut pas dire non plus qu'elles aient une propriété stupéfiante ; qu'elles reprennent la réaction nerveuse , excessive ou ir-régulière à la manière des antispasmodiques ; mais, peut-être pourrait-on penser qu'administrées en même-temps que ces agens , dont l'utilité est reconnue depuis des siècles, et qui seuls ont échoué, nos eaux étouffent l'état spasmodique , en produisant une perturbation légère et insensible ; mais non , elles agissent comme spécifiques.

Fièvre étique simple. Tous les ans nous voyons à nos eaux des malades, atteints de fièvres lentes qui consu-ment le corps, épuisent les forces. Cès affections ne sont pas toujours l'effet d'une ulcération ou de tout autre dé-sordre organique comme on le croit trop généralement, comme le pensent surtout certains médecins et barbiers qui ne voient, dans tous ces cas, que des phthisies confir-mées , et qui ne conseillent nos eaux que par la grande célébrité qu'elles se sont acquises dans les affections pul-monaires. Plusieurs n'ont réellement qu'une fièvre essen-tielle, chronique , tout-à-fait indépendante de tout vice organique, de toute diathèse , de toute maladie locale ; c'est un état particulier qu'on est forcé d'envisager comme une simple anomalie de l'irritabilité, quoiqu'en aient dit plusieurs médecins instruits qui ont nié son existence. Ce n'est pas qu'elle ne puisse à la longue déranger les poumons et les autres viscères dans leur mécanisme ; mais, alors même, on ne peut regarder, comme cause de la fièvre, une affection postérieure à celle-ci ; il est plus sage de n'y voir lorsqu'elle se montre, qu'un effet de la fièvre , d'autant plus que ces lésions sont en général très-peu sensibles, circonstance qui ne devrait jamais arriver si la fièvre leur était subordonnée, attendu qu'elle existe depuis très long-temps.... On reconnaît cette maladie, dont la marche est progressive , à la chaleur âcre de tout le corps, toujours plus prononcée à la paume des mains et à la plante des pieds, le long du trajet des artères ; à l'amaigrissement, à l'anéantissement des forces ; à tous les signes de colliquation et à une légère exacerbation survenant après les repas, et suivant rigoureusement leur distribution.... Toutes les causes qui, directement ou indirectement usent les forces, en exaltant la sensibilité, produisent la fièvre étique.

Les malades n'ont recours à nos eaux qu'après avoir vainement employé les méthodes tempérantes, les boissons émulsives, les apyrectiques rafraîchissans et quelquefois même les méthodes contraires. A cette époque, le mal a déjà fait des progrès presque incurables ; les forces des malades sont éteintes ; chez eux presque plus de réaction ; tout marche à grand pas vers une décomposition prompte. Toutefois, quelques succès obtenus chez des individus condamnés, suffiraient pour convaincre de l'utilité de nos eaux minérales au début de ces affections, lorsqu'elles ont même atteint le deuxième degré ; nous allons rapporter quelques cas où la *Raillère* a opéré de grands effets ou à la guérison desquels elle a contribué plus que tout autre moyen.

Une femme de 30 ans, d'une constitution saine mais rongée de chagrins, ressentit, à la suite d'une marche forcée, une fièvre légère ; cette fièvre devint continue ; des bouffées de chaleur qui lui montaient au visage après le dîner, et une petite soif qu'elle éprouvait en même-temps, annonçaient une véritable exacerbation. Cette maladie lui parut d'une si mince importance qu'elle la supporta cinq mois sans songer à la combattre par aucun remède, sans s'observer même pour son régime. A une ardeur extrême qu'elle ressentait dans tout le corps, à la paume des mains et le long des artères, se joignait alors une constipation opiniâtre, un sommeil inquiet et point réparateur ; l'appétit devint dépravé ; l'amaigrissement si considérable, qu'en explorant l'abdomen pour m'assurer de l'état des viscères, je touchais les vertèbres des lombes ; le demi-sommeil du matin était suivi de sueurs partielles au col, à la poitrine, etc. Ennemie des médicamens ; elle s'obstina à ne vouloir essayer que les eaux de Cauterets ; son chirugien obtint cependant qu'elle se purgeât avant son départ ; ce bourreau lui donna du jalap ; des coliques, une toux sèche et une diarrhée séreuse suivirent l'administration de ce drastique.... Elle vint à Cauterets à la fin d'avril ; le froid qu'elle éprouva dans la gorge de *Pierrefitte*, produisit l'aphonie, et aggrava la toux. Je fus appelé le soir même. Son état me parut désespéré, et j'eus la franchise de lui dire que nos eaux lui seraient préjudiciables ; qu'elle devait préférer tout autre moyen, qu'elle devait au moins se préparer à leur usage ; elle consentit à tout.

Son régime, durant quinze jours, fut du bouillon et de la crême de riz aromatisée qu'elle trouvait délicieuse ; peu de viande, quelque peu de gelée de coing.

Toutes les deux heures, trois onces d'infusion de réglisse, édulcorée avec le sirop de capillaire.

La toux et l'aphonie disparurent ; la diarrhée cessa aussi.

Le temps étant beau, je conseillai la promenade.... Deux verres de petit lait, édulcoré avec le sirop de capillaire, et un peu d'eau de fleur d'orange, remplacèrent durant huit jours l'infusion de réglisse.

A cette époque je hasardai pour boisson la décoction d'angélique ; matin et soir, la malade prenait deux pilules, composées d'extrait de gentiane et absinthe, olhiops martial, conserve de roses, poudre d'aunée.... Ces médicamens toniques augmentèrent (dans huit jours) l'appétit ; firent disparaître l'enflure des pieds et les sueurs partielles ; le sommeil fut plus tranquille.... Ce succès m'engagea à prescrire les eaux de la *Raillère* ; la malade, pendant six jours, en prit deux petits verres, édulcorés avec un peu d'infusion de mélisse. Ses urines devinrent abondantes, ses yeux moins abattus ; elle se sentait des forces. Bientôt elle les bût pures. Je lui prescrivis encore des demi-bains à 30 degrés ; 32 bains et 90 verres d'eau de cette source, rendirent régulières la chaleur et les fonctions ; ils donnèrent à la malade non pas son premier embonpoint,

mais

mais un air de santé et de fraîcheur qu'on était bien éloigné d'espérer.

Un canonier dévoré depuis trois mois par une fièvre pareille, que des travaux excessifs et forcés, l'abus de la masturbation et des femmes lui avaient occasionné, fut envoyé de Toulouse à Cauterets pour y boire l'eau de *Mauhourat*, et se baigner à *Bruzaud*. Ses pieds et ses mains étaient le siège d'une chaleur insupportable ; une soif ardente le tourmentait ; il avait une tendance singulière à dormir ; il avait de l'appétit, mais ses digestions étaient pénibles ; il avait eu plusieurs fois des sueurs partielles, et une diarrhée séreuse ; pour peu qu'il supportât le froid et l'humidité, ses mains et ses pieds devenaient œdémateux ; sa figure et son corps étaient si décharnés, qu'il ressemblait à un spectre ambulant.

Pendant cinq à six jours il but dans son lit deux petits verres d'eau de *Mauhourat* ; il prit aussi trois-demi bains ; tous les jours la fièvre exacerba trois fois, la chaleur devint âcre , les urines rouges et difficiles. Je suspendis pour quelques jours toute espèce d'eau thermale ; le malade prit pour tout régime du lait de vache écrémé avec de l'eau d'orge et du sirop de guimauve ; pour boisson, une décoction légère de gomme arabique , aiguisée avec du nitre. Les accidens ultérieurs se calmèrent, la chaleur surtout diminua considérablement ; dix jours après, en continuant le même régime, je prescrivis deux petits verres d'eau de la *Raillère*, coupée avec un quart d'infusion de violettes ; la fièvre s'appaisa beaucoup, elle n'exacerba presque plus ; son teint s'éclaircit, ses lèvres se colorèrent, ses forces se rétablirent, les sueurs et la diarrhée ne reparurent plus ; 36 bains, à 28 degrés, et 70 verres d'eau amenèrent avec le régime ce changement avantageux ; l'année suivante le malade revint, il était maigre, mais bien portant.... Les bains et les eaux déterminèrent, la deuxième année , de petis boutons au bras, au dos et à la poitrine ; on n'aperçut point chez lui d'autre signe critique.

Le succès obtenu au début du traitement par l'emploi des mucilagineux et des apyrectiques rafraîchissans, porterait à penser qu'une irritation accompagnait l'état fébrile; on pourrait aussi croire que la faiblesse existait dans les deux cas, puisque les analeptiques et l'eau de la *Raillère* ont hâté la guérison d'une manière merveilleuse. Nous ferons observer que l'irritation chez les deux malades se liait secondairement à la fièvre essentielle, puisque le jalap chez l'un, et l'eau de *Mauhourat* chez l'autre, l'ont produite; ces accidens guéris, la fièvre étique est restée avec ces caractères, et pour la combattre, nous n'avons exclusivement employé ni l'eau minérale ni les adoucissans, mais bien un mélange des deux substances; nous avons donc déterminé des impressions qui ont rétabli les forces; les bains surtout ont révulsé l'éréthisme vasculaire, en titillant la peau, et en augmentant la transpiration insensible: l'éruption qui eut lieu chez le dernier malade, prouve jusqu'à quel point les eaux y fixèrent les oscillations irrégulières, etc.

Nous aurions encore beaucoup de cures à-peu-près pareilles à rapporter; mais comme la fièvre, par l'irrégularité qu'elle affectait, avait déjà produit des engorgemens et des obstructions dans les divers viscères, à l'arrivée des malades à Cauterets, ce n'est point ici le lieu d'en parler; ces maladies appartiendraient à la classe des composées.

CHAPITRE XI.

Des maladies composées et compliquées.

Ces maladies présentent toutes un nombre indéterminé d'affections simples qu'il faut considérer commé élémentaires, et qui réunies, concourent à les établir. Il devient indispensable, pour obtenir de nos eaux tout le succès qu'on a lieu d'en attendre, tout comme pour l'emploi d'un traitement quelconque, de connaître avec exactitude, et ces élémens divers et leur importance respective. On peut, lorsque le raisonnement est parvenu à ce résultat très-souvent difficile, préciser les cas où nos eaux thermales suffisent seules pour amener la guérison, et ceux où elles ne sont qu'un auxiliaire avantageux, sans lequel toutefois, lès autres médicamens resteraient sans action.

Phthisies. Cette affection cruelle et trop commune, dont nous suçons le germe avec le lait, que nous devons parfois à un miasme inconnu, à laquelle disposent encore une conformation vicieuse des poumons, la faiblesse primitive ou acquise de ces organes; que laissent après eux des rhumes mal soignés ou négligés; qui n'est aussi souvent que le résultat malheureux de toute autre maladie, ou le produit d'un virus ou de certaines professions; cette affection, dis-je, après avoir résisté à tous les moyens que l'art conseille, trouve-t-elle dans nos eaux minérales son véritable antidote? La *Raillère* est particulièrement préconisée contre ce mal affreux; sa réputation est immense, les guérisons qu'elle a opérées sont nombreuses; mais les maladies qu'elle a guéries étaient-elles toutes des phthisies essentielles? la fièvre et l'émaciation du corps provenaient-elles d'un ulcère et de la suppuration? est-il bien vrai, comme on le proclame tous les jours, comme on l'a publié tout récemment encore, que cette source guérit les

phthisies pulmonaires, causées par des tubercules multipliés, forme sous laquelle s'est changée presque toute la
substance de ces organes?... Nous ne le pensons point,
quoiqu'en puissent dire certains médecins qui osent même
promettre la guérison à des sujets, en proie à tous les
signes d'une colliquation parfaite; il n'est que trop vrai,
nos eaux ne conviennent point à toutes les phthisies; il ne
faut pas surtout les employer à toutes les périodes de cette
maladie redoutable.

Ceux qui ont recours à nos eaux, sont toujours atteints
au deuxième et troisième degré, on en voit aussi au quatrième; sans doute qu'un reste d'espoir les y attire ou qu'ils
y sont engagés par leurs médecins qu'ils fatiguent, etc.

Plusieurs ont une fièvre lente, dont les exacerbations
sont très-irrégulières; chaleur brûlante aux mains, visage
défait, rouge et pâle; maigreur extrême, voix rauque; une
toux violente les désole; leurs épaules, leur poitrine sont
douloureuses, leurs crachats blanchâtres, et formés de pus.

D'autres éprouvent les mêmes phénomènes, mais avec
plus d'intensité; la fièvre est plus forte; une toux sonore
déchire la poitrine; les crachats sont purulens, fétides,
abondans et de couleur variée; l'haleine est puante, la
peau se crassit, et devient terreuse, la faiblesse va toujours en augmentant; elle amène tour à tour la diarrhée,
les sueurs nocturnes, l'enflure des mains et des pieds:
j'ai vu des sujets, dont les yeux étaient creux, les joues
enfoncées, le nez aminci et crochu; leurs cheveux tom-
baient, leurs ongles même étaient altérés dans leur forme
et leur couleur.

C'est lorsque la consomption marche avec ces caractères que nos eaux sont ordinairement prescrites; sont-elles
alors avantageuses? elles ne le sont pas, avons nous dit,
dans tout les cas ni à tous les périodes: la ressemblance
des phénomènes sensibles, la similitude de leur marche
et de leur terminaison rendraient ce résultat incompréhen-
sible, si nous ne reconnaissions à ces signes apercevables
des causes internes bien différentes.

Plus ou moins d'affections simples composent toutes les phthisies possibles; il faut pour apprécier l'action de nos eaux, approfondir ces maladies élémentaires, déterminer leur nombre, et parvenir à connaître tous leurs rapports de filiation, pour juger de leur influeuce respective. A l'aide de ces recherches, nous finirons par concevoir la différence réelle d'une phthisie *héréditaire, connée, muqueuse, spécifique* ou de toute autre pulmonie accidentelle. De ces données, dépend aussi le succès du traitement; car les remèdes les plus efficaces contre certains désordres des poumons, aggravent d'autres lésions dont ils sont encore susceptibles, et empirent des maladies, formées dans d'autres viscères, et qui simulent une pulmonie essentielle dans sa marche la plus ordinaire.

Quelle que soit l'utilité de l'analyse et des autres méthodes thérapeutiques pour déterminer l'essence des maladies et leurs différences réelles, nous aurions tort de ne pas prévenir qu'elles sont quelquefois insuffisantes, et que tous les jours les médecins les plus instruits commettent à cet égard des erreurs fréquentes et bien funestes. On ne peut point se flatter de reconnaître les limites respectives des maux que nous éprouvons, de dévoiler toutes les complications importantes: leur marche obscure ne permet pas toujours de distinguer les caractères vrais des maladies de ces épiphénomènes nombreux qui les masquent, et qui trompent si facilement les malades et les praticiens. Par rapport aux pulmoniques surtout, ces réflexions sont de toute vérité; il est constant qu'on confond sans cesse la phthisie essentielle avec ulcère, suppuration et fièvre lente, avec des fièvres lentes sans ulcère quoiqu'il y ait consomption, signes colliquatifs; avec des tubercules aux poumons; avec l'asthme humide encore, ainsi qu'avec certains catharres, manifestés par des toux chroniques avec fluxion, crachats blancs, verdâtres, etc.

Les affections pulmoniques, quelle que soit leur nature, ne retirent de nos eaux, pas plus que de tous les médicamens connus, aucune espèce d'amendement, lorsque l'émaciation est extrême, la fonte colliquative imminente, les poumons ulcérés ou entièrement tuberculeux. Au contraire, leur vertu excitante exaspère l'irritabilité des malades, augmente la fièvre, avive la circulation, et cause presque constamment les désordres les plus graves.

Elles produisent presque toujours ces effets malheureux chez les personnes héréditairement phthisiques; chez elles, soit que la disposition particulière des sujets consiste dans une altération matérielle et spécifique, acquise avec le principe même de la vie, soit qu'on ne puisse l'attribuer qu'à une irritation avec faiblesse des organes de la respiration, cette condition vitale constitue l'élément principal et le plus redoutable. Nos eaux, prises dans l'enfance ou plusieurs années avant le développement de cette maladie cruelle, seraient un moyen presque assuré de la prévenir. Leur boisson éloignerait les fluxions vicieuses, et les congestions qu'amène toujours la rupture de l'équilibre des forces vitales ; l'âcre inconnu qui corrode par suite le parenchyme des viscères et détermine des tubercules, la dissolution ou la phthisie, serait évacué ou par de légères diaphorèses, ou par le cours des urines, ou par une douce expectoration, émonctoires naturels qu'elles excitent toujours. Les demi-bains, les bains de vapeurs, les frictions aromatiques à la poitrine et aux extrémités, les vésicatoires, de même que les cautères, etc., agiraient dans le même sens, et seconderaient alors les bons effets des eaux thermales; à cette époque encore, et dans des circonstances un peu différentes, de petites saignées, réitérées de temps en temps, concourraient avec nos bains, le voyage et mille autres choses réunies à Cauterets, à changer le tempérament et les habitudes héréditaires ; plus tard nos eaux sont presque toujours nuisibles.

A l'âge où se développe la phthisie ulcéreuse héréditaire, en effet, outre le vice inconnu des humeurs, etc., l'économie pèche encore chez certains individus par une surabondance sanguine , et le trop d'énergie des artères ; la phlogose les suit inévitablement ; elle complique tous les autres principes ; elle précipite leur marche , hâte les progrès de l'ulcération, et l'accompagne jusqu'à ses derniers périodes. La phlogose dans cette espèce de pulmonie, est un élément si important, qu'on dirait qu'elle constitue seule l'état phthisique ; on pourrait le présumer du moins, lorsqu'on réfléchit que de petites saignées réitérées et un léger exercice ont sauvé des individus, menacés d'une mort presque certaine. Mais, dès que l'ulcération est commencée, aucun médicament n'est susceptible de guérir une phthisie héréditaire avec phlogose ; plusieurs peuvent peut-être la pallier, et en retarder la terminaison funeste, mais nos eaux l'aggravent ; elles décident même promptement la mort, si l'on s'obstine à les donner à cette époque.

Un jeune homme de vingt-cinq ans, d'une constitution phthisique, eut, dès l'âge de vingt, plusieurs hémoptysies considérables ; la moindre fatigue les produisait, de même que l'usage des liqueurs fortes. Ces hémorragies fréquentes amenèrent la phthisie ; il éprouvait, à son arrivée à Cauterets, plusieurs des symptômes dont nous avons parlé plus haut ; la douleur de poitrine surtout, était aigue , le pouls dur et fréquent. Un verre d'eau de la *Raillère* , coupé avec de la tisanne d'orge , irrita la toux, et aggrava la douleur ; il y eut aussi soif et ardeur à la poitrine ; la fièvre devint plus forte, le pouls ondulant ; le soir, les crachats furent sanguinolens ; dans la nuit, hémoptysie abondante d'un sang écumeux et vif ; les loocs, les jaleps adoucissans, le petit lait avec le sirop de gomme firent du bien ; on hasarda un second verre d'eau de cette source , mitigée avec l'infusion de violettes ; l'excitation fut sensible ; un troisième verre causa des accidens plus malheureux ; le malade se retira, et mourut peu de temps après.

La fluxion , l'état ulcéreux et la tendance des humeurs à se putréfier ou à subir d'autres altérations, sont encore trois élémens secondaires de la phthisie dont nous parlons que nos eaux guériraient, si la disposition innée, et l'irritation vasculaire ne jouaient dans cette maladie le rôle le plus considérable; elles sont, en effet, sous la dépendance de ces deux affections primitives, quoiqu'elles contrarient leur solution naturelle, et qu'elles s'opposent au succès de tout traitement adoucissant et antiphlogistique. Ces derniers moyens qu'on administre toujours, calment les accidens, mais ne les guérissent jamais; l'emploi alternatif des rafraîchissans, des révulsifs et des métasincritiques, n'opèrent dans cette circonstance que des mieux passagers. Nous n'avons aucune méthode qui s'oppose à la marche insidieuse de ces élémens combinés.... Après ces vérités incontestables osera-t-on vanter nos eaux contre eux, et la désorganisation dont elle sera l'ouvrage?

Dans les pulmonies héréditaires où la faiblesse radicale des forces vitales de l'organe lésé, constitue l'élément majeur; lorsqu'à une conformation serrée et petite est jointe encore une texture délicate de la peau, que le sang a perdu de sa couleur et de sa consistance, nos eaux sont très-avantageuses, administrées dès le principe; dans ces espèces d'affections de poitrine, même désespérées, elles font toujours quelque bien: prises en boisson, elles relèvent les forces de l'estomac, favorisent les digestions, arrêtent les dévoiemens colliquatifs, appaisent les mouvemens fébriles, et semblent aider l'expectoration, en donnant du ressort aux organes pulmonaires. L'orgasme qu'elles déterminent, n'est cependant jamais suivi d'hémorragie; l'irritation vasculaire n'a pas dans celle-ci l'influence malheureuse qu'elle a dans la première; elle est peu intense; d'ailleurs, elle nous a paru toujours subordonnée à l'action du système lymphatique; les bons effets qu'elles produisent alors, doivent faire pressentir combien serait grande leur utilité, si on venait à les employer avant que ces affections eussent pris une marche dangereuse.

Les tubercules du poumon, sont encore une maladie

grave de cet organe; ces concrétions accompagnent très-souvent les phthisies héréditaires. Nos eaux pourraient prévenir leur formation, à l'aide des cautères, vésicatoires, saignées, purgatifs, résolutifs et autres remèdes altérans. Il est ordinaire de conseiller les eaux de la *Raillère* contre cet état dangereux, et bien rare d'obtenir un succès complet de leur administration. Je n'ai vu du moins que des cures palliatives de leur usage ; toutefois, je n'ai pu méconnaître la pulmonie tuberculeuse chez plusieurs malades très-faibles et naturelement essouflés, chez lesquels on observait tour à tour une fièvre lente, une toux sèche et fréquente, des crachats striés et purulens, souvent fétides, suivis d'un mieux-être sensible.... Nos eaux sont réellement utiles contre les tubercules actuellement suppurans ; elles le détergent (*a*), et en procurent la cicatrisation ; mais le plus souvent, les autres tubercules crus, et ceux qu'accompagne une disposition à l'inflammation ou une inflammation commençante, sont irrités par elles, et tous les accidens s'exaspèrent. On fait cependant précéder avec avantage, et l'on combine aussi avec nos eaux, les résolutifs et les fondans que ces espèces d'obstructions nécessitent, les adoucissans et les remèdes tempérans : malgré le concours de ces moyens sagement conseillés, l'inflammation des tubercules va quelquefois son train, et nos eaux accélèrent sa marche ; j'ai vu même que l'air vif de nos montagnes aggrave seul la toux, les douleurs et la difficulté de respirer; il a causé aussi parfois des hémoptysies alarmantes.

Les eaux minérales de Cauterets sont surtout précieuses contre la pulmonie dite catarrhale, muqueuse ou pituiteuse ordinairement produite par des rhumes négligés ou

____

(*a*) Ce n'est pas qu'elles nettoyent directement l'ulcère, d'après la signification propre de ce terme ; elles ne le font que d'une manière sympathique, en modifiant l'action vitale du système absorbant.

mal soignés, toutes les erreurs du régime qui relâchent et affaiblissent, des vices de secrétions et d'excrétions; par tous les âcres qui échauffent, altèrent et dépravent les humeurs, etc. Moins composés que les phthisies héréditaires, les élémens de la pulmonie muqueuse ne sont point inexpugnables; ils ne sont pas non plus des contrindications puissantes les uns des autres; les moyens médicamenteux peuvent agir de concert, et nous avons du moins un secours presque assuré dans nos eaux minérales, et plus particulièrement dans celle de la *Raillère.* Il n'y a presque jamais ici ni éréthisme ni irritation vasculaire, élémens graves qui donnent à tous les autres le caractère de malignité qu'on leur reconnaît.

Les bronches sont les organes dans lesquels la phthisie catarrhale conserve long-temps une existence indépendante et séparée; les humeurs sont ici viciées en raison de leur nature et de la faiblesse de ce système; les oscillations fluxionnaires y produisent les engorgemens muqueux; ceux-ci finissent par irriter, par amener la fièvre; l'ulcération s'établit et commence.

Combattre la faiblesse des poumons, corriger les altérations humorales, régulariser les mouvemens fluxionnaires, résoudre les congestions muqueuses, et modérer ou exciter la fièvre qu'il faut, dans cette espèce de pulmonie, envisager quelquefois comme réellement médicatrice, telles sont les nombreuses indications qu'on a à remplir dans presque toutes les pulmonies catarrhales ou pituiteuses.

L'expérience prouve que dans ce cas de maladie composée, nul tonique n'est convenable à la sensibilité des poumons, comme l'eau de la *Raillère*; elle est aussi le meilleur résolutif des congestions qui y ont leur siège. Les demi-bains, à la température naturelle; les frictions aromatiques, pratiquées aux extrémités, et l'emploi de certains rubéfians, suffisent pour détruire presque toujours l'état fluxionnaire; on fait encore avantageusement

concourir toutes les circonstances du régime pour aider
l'action des eaux, de même que l'usage alternatif et modifié
des remèdes tempérans, toniques, incisifs et apéritifs que
la médecine recommande ; l'ulcère se déterge et se cica-
trise à la fin, et les malades guérissent.

Une femme de trente ans, bien constituée et point
maladive, éprouva vers la fin de l'hiver, un rhume violent dont on ne favorisa point la coction ; on affaiblit sa
poitrine par des saignées, des purgatifs et des émétiques
réitérés. Cette manœuvre amena les congestions ; la toux
persista, la fièvre s'y joignit, les douleurs se reveillèrent;
la malade maigrissait et expectorait des crachats blancs,
bruns et striés de sang, etc. Par conseil de son chirurgien,
elle prit des bains entiers à la *Raillère*, et but chaque
matin trois verres d'eau de la même source. Le quatrième
jour la fièvre augmenta, une chaleur considérable se fit
sentir à la poitrine, à l'estomac et à la paume des mains ;
la malade étouffait dans son bain : les lavemens, les
tisannes adoucissantes, les loocs et le lait, coupé avec
de l'eau d'orge, remplacèrent, pendant cinq jours, les
bains et la boisson des eaux minérales ; j'en prescrivis de
nouveau l'usage ; la malade ne prit que des demi-bains et
un verre d'eau, coupée avec du lait, pendant quatre jours ;
elle porta la dose ensuite jusqu'à six ; 25 demi-bains et
140 verres d'eau de cette source, rétablirent les forces, et
guérirent les accidens, en produisant des sueurs et des
urines copieuses ; ces dernières étaient rouges et épaisses ;
j'aidai l'action des eaux par des petites doses d'infusion
de véronique et de sirop dérisinum ; un vésicatoire cam-
phré fut appliqué au bras, et fit du bien.

Quarante-deux demi-bains et deux cents verres d'eau,
mitigée les premiers jours avec un tiers de lait de vache
écrémé, guérirent également un jeune homme d'une
phthisie muqueuse, causée par la suppression d'une sueur
abondante et habituelle des aisselles ; le malade prit,
durant vingt jours, du petit lait, des sucs d'herbes et

l'acétade potasse. Après le 28.me jour, il parut des sueurs partielles qui diminuèrent les symptômes; les crachats s'améliorèrent aussi, et la guérison devint complète par l'éruption de beaucoup de furoncles aux cuisses, aux épaules et au bras gauche. Un vésicatoire que j'avais fait appliquer au bras pour rompre plus efficacement les mouvemens fluxionnaires et évacuer l'humeur, ne fit qu'irriter; la fièvre parut augmenter; on le remplaça par des frictions aromatiques au sortir du bain

Si ces pulmonies différentes étaient compliquées d'un vice scrophuleux, dartreux, psorique ou scorbutique; si le système lymphatique du poumon devenait malade à la suite d'exanthèmes de même nature ou autres âcres répercutés, à la suite encore d'ulcères anciens, dont la suppuration eût tari, plusieurs de nos eaux seraient extrêmement utiles; seulement il faudrait insister davantage sur les expectorans incisifs, sur les médicamens diaphorétiques et sur les spécifiques de chacun de ces principes de maladie; il importe dans ces cas, de ranimer le ton des organes, de chercher à évacuer, par toutes les voies connues, des germes aussi pernicieux, et dont la vertu délétère hâte la marche funeste de ces affections.

On emploie avec le plus grand succès encore les eaux de la *Raillère* contre les rhumes longs, rebelles; des vomiques ont été rompues aussi par leur usage; elles guérissent de même les hémoptysies, produites par un âcre quelconque ou une faiblesse locale; mais les personnes fortes, pléthoriques, sujettes à des hémorragies de poitrine, doivent se priver de boire nos eaux. On peut prescrire avec avantage les demi-bains de la *Raillère*, et quelques verres d'eau de cette source contre les crachemens de sang, venus à la suite d'une évacuation habituelle supprimée.

Enfin, nos eaux sont à préférer à tous les remèdes connus dans toutes les phthisies où une irritation extrême, une phlogose considérable, des tubercules skirreux,

nombreux et enflammés, ou un état ulcéreux, ne constitueraient pas les principes essentiels de toute affection
pulmonique. Elles n'ont aucun des inconvéniens attri-
bués aux sirops pectoraux et onctueux, au lait, dont
la vertu est quelquefois trop nutritive, aux astringens
qui, en supprimant les évacuations, augmentent la faiblesse et la corruption des humeurs ; elles sont, sans
contredit, le meilleur balzamique connu ; leur vertu tonique convient non seulement à l'état de débilité et d'engouement des poumons, mais encore, et ceci est d'un
très-grand avantage contre l'atonie de l'estomac et des
autres viscères gastriques, complication toujours funeste.

Un de mes amis, médecin instruit, m'a rapporté qu'à
la *Cote-Ferme*, les Indiens guérissaient des pulmonies
graves et avancées, par l'usage des décoctions d'*alcornoc*,
substance végétale active, forte et tellement excitante
qu'elle cause, chez tous les individus, des sueurs abondantes, une fièvre terrible, des évacuations copieuses: en
perturbant de cette sorte les organes malades et la sensibilité
générale des individus, l'alcornoc corrige l'âcre phthisique,
ébranle les poumons, et les vide des matières qui y sont
contenues ; il relève aussi les forces, consolide l'ulcère, et
finit par résoudre les tophus tuberculeux. Les médecins
qui ont vu les effets miraculeux, obtenus par cette substance, n'ont pas osé toutefois l'employer à une si grande
dose, tant l'agitation était considérable ; aussi, ont-ils
toujours échoué, et leur insuccès a été prédit par les
Indiens eux-mêmes.... Malgré tout, on a quelque répugnance à croire à de pareils prodiges ; on a de la peine
à se persuader que cette substance puisse produire des
effets salutaires, administrée dans les phthisies ulcéreuses
avec phlogose, etc. On conçoit seulement qu'elle a pu
être avantageuse au début de la maladie, en détournant
le principe vital de la formation de la phthisie commençante, et en donnant à ce principe une direction opposée...
Il est permis, en un mot, de présumer que si les guérisons

merveilleuses, dont on parle, ont été obtenues, la faiblesse était l'élément essentiel et primitif de l'affection phthisique... Mais s'il en est autrement, ne sommes-nous pas trop timides dans l'emploi de. nos moyens curatifs, et dans ces maladies désespérées ? ne pourrions-nous pas essayer nos eaux actives du *Pré*, des *Espagnols* et *César*, et chercher à produire d'heureuses perturbations ? Les hémoptysies, les fièvres violentes, les sueurs et les urines abondantes que ces eaux déterminent, sont-elles toujours des accidens malheureux, comme notre réserve et notre prudence nous le font accroire ; ou bien, ne devons-nous pas les regarder comme un résultat avantageux, et tout attendre de pareilles métasincrises ? Les effets de l'alcornoc nous autoriseraient à le faire dans ces cas bien connus où toute méthode analytique est impraticable, et où l'on n'a de succès à attendre que du trouble que certains médicamens produisent dans notre économie, et de l'impression favorable et comme spécifique qu'ils déterminent sur la sensibilité des malades pulmoniques. Nous pouvons, à l'appui de ces principes, rapporter une observation curieuse de *Pétiot*, professeur de Montpellier. Ce médecin raconte qu'ayant mal écrit l'ordonnance, trois gros *salep*, le pharmacien lut *jalap* ; ce dernier fut administré à la religieuse phthisique, à qui le salep était destiné ; mais, chose bien singulière, le drastique produisit une énorme évacuation, et guérit la malade. *Pétiot* croyait d'après-ça, qu'il y a des phthisies simpathiques d'un état gastrique ; cette explication ne nous paraît point admissible, et nous ne voyons en cela que l'effet d'une forte, mais heureuse perturbation (*a*).

______

(*a*) Le docteur *St.-Laurent*, mon estimable ami, ne répugne pas à croire à de pareilles influences d'après quelques cas qu'il observe lui-même ; je ne trouve pas, m'écrivait-il dans une circonstance, l'idée de *Pétiot* si extraordinaire ; ce savant praticien avait pu réfléchir sur certaines particularités remarquables, surtout dans les phthisies catarrhales. Je vois maintenant une femme chez

Maladies catarrhales. Ce n'est point contre les catarrhes aigus, dont la marche rapide simule quelquefois les phlogoses essentielles que nos eaux sont utiles ; si la vive irritation et la fièvre qui suivent toujours les congestions aigues, accompagnaient avec une certaine intensité les engorgemens des catarrhes chroniques, cette circonstance suffirait pour rendre l'application de nos eaux dangereuse. Il est ordinaire de voir à Cauterets des personnes habituellement enrhumées, et crachant beaucoup ; d'autres, sujettes à des pertes blanches, à des évacuations d'urines blanches et épaisses, à des diarrhées muqueuses, à des glaires stomacales, sans qu'elles puissent souvent attribuer cet état à des causes connues. Ces personnes, dont le tempérament est faible, le pouls dur et lent, font des digestions mauvaises, leur peau est toujours sèche et rude ; elles craignent le froid ; pour peu qu'elles le supportent, leur état s'exaspère. Les vieillards, les femmes et les enfans sont plus particulièrement exposés à ces excrétions abondantes et viciées, qui sont rarement douloureuses. Quoiqu'une disposition particulière de leur constitntion participe seule très-souvent à leur formation, il arrive aussi, qu'un refroidissement subit, une transpiration supprimée y donnent lieu... Nos eaux agissent dans ces circonstances, en évacuant ces congestions viciées, en rétablissant les fonctions de la peau et lui rendant sa souplesse naturelle, et en fortifiant en même temps les différentes parties du système muqueux dont la faiblesse secondait tous ces engorgemens.

---

qui l'ipécacuana que je ne puis m'empêcher d'administrer comme palliatif, détermine constamment pour plusieurs jours la suppression de l'appareil pulmonique. Les sueurs nocturnes, la toux, le crachement cessent ; l'appétit, le sommeil réviennent : mais à peine le mieux-être s'est-il fait sentir, que peu à peu les accidens envahissent de nouveau les organes malades, et attestent l'impuissance des remèdes toniques du régime analeptique, employés dans l'intervalle.

Un homme de 70 ans, vieillard estimable, sujet à des rhumes fréquens, provenant d'un embarras muqueux à la poitrine, ayant la respiration gênée et comme râleuse; crachotant et bavant sans cesse, expectorait chaque matin à son lever, et presque sans toux, des crachats visqueux; son pouls était dur et lent, sa peau sèche. Le froid et l'humidité des pieds augmentaient l'embarras pulmonaire, et causaient l'aphonie. Les digestions étaient longues et fatigantes; le repas du soir produisait constamment l'insomnie et des étouffemens. On avait cherché à améliorer son état, à l'aide de remèdes atténuants, incisifs, kermès, ipécacuana en pastilles; on lui avait conseillé l'application d'un cautère au bras. Les évacuans l'avaient affaibli sans dégager ses poumons.

Les pastilles de digitale et de soufre, cent verres d'eau de la *Raillère* et trente demi-bains, rétablirent la transpiration; l'expectoration devint copieuse; les urines coulèrent abondamment, et furent très-chargées; l'appétit devint meilleur, les forces se rétablirent, le mieux fut sensible; ce traitement continué l'an d'après, guérit le malade.

Une demoiselle de 17 ans régulièrement menstruée toutes les cinq semaines, mais peu, était depuis un an sujette, avant et après ses règles, à un écoulement muqueux et blanchâtre par la vulve; une diarrhée de même nature le remplaçait quelquefois. Chairs molles, pouls faible, répugnance pour l'exercice, appétit parfois perverti; elle n'avait retiré aucun bien des martiaux pris long-temps, et à forte dose; le kina, la canelle et les injections toniques avaient été administrées sans succès. La malade avait un cautère au bras.... Cent vingt verres d'eau de la *Raillère* et quarante bains à la température naturelle, déterminèrent une excrétion d'urines épaisses considérable et quelques boutons aux jambes; la guérison s'en suivit... On aida les eaux par le régime tonique, la serpentaire de virginie en décoction, et des doses légères d'aloës et

de

de myrrhe en pilules. La malade conservait encore à son départ de Cauterets un peu de perte ; les injections d'eau froide achevèrent la cure.

Un homme de 45 ans, dont l'habitude du corps était cachectique, le pouls dur et petit, éprouvait tous les matins à son reveil des vomissemens de matières glaireuses, qui le soulageaient d'un poids incommode dans la région de l'estomac ; un cautère au bras avait été conseillé. L'ipécacuanha et quelques purgatifs qu'il avait déjà employés, l'avaient beaucoup évacué, sans s'opposer à de nouvelles congestions. 70 verres d'eau de la *Raillère*, aiguisés avec du vin blanc et de l'acétate de potasse, et 25 demi-bains à la température naturelle, donnèrent au malade un appétit vorace, et le guérirent de ses vomissemens ; il survint chez lui, outre des urines copieuses et chargées, des sueurs fétides et gluantes.

Ces trois observations prouvent l'existence d'une diathèse muqueuse prononcée ; la congestion et la faiblesse des bronches, dans le premier cas, de l'estomac et du vagin, dans les deux autres, composaient visiblement les deux élémens essentiels de ces maladies. Il fallait pour obtenir une guérison complète, évacuer les engorgemens de ces différens organes ; donner à tous le ton qu'ils n'avaient plus et qui les rendaient siège passif d'une fluxion générale ; changer l'ordre des mouvemens fluxionnaires en régularisant les fonctions, en rétablissant surtout la transpiration cutanée ; nos eaux ont rempli seules ces trois indications... Ces faits et beaucoup d'autres qu'il nous serait facile de cumuler, attestent que les eaux de la *Raillère* sont, dans ces circonstances, un des meilleurs incisifs, et un des plus utiles des médicamens toniques et diaphorétiques.

Le cautère qu'on applique trop généralement dans les maladies chroniques, parcequ'on méconnaît son mode d'action, ne convient point dans les catarrhes anciens ; il n'y a point ici de virus à transformer, et quoiqu'il y ait des évacuations à produire, les forces sont aussi à ménager, et le cautère agit en aggravant la faiblesse; comme simple révulsif d'ailleurs, il est toujours défavorable.

Du rhumatisme. La source dont nous examinons les propriétés est peu recommandée contre les maladies rhumatismales; il est rare que les médecins en conseillent l'usage, persuadés qu'il faut toujours violemment agir contre ces affections tenaces, composées et très-souvent inconnues. C'est pour avoir mal analysé les principes élémentaires de tout rhumatisme chronique, qu'on a jugé nécessaire d'employer toujours les douches d'eaux thermales, les vésicatoires, les sudorifiques actifs et tant d'autres médicamens excitans, vantés dans les volumineux ouvrages écrits sur cette maladie, et que semblaient autoriser les opinions célèbres émises sur sa nature. Maintenant qu'on ne considère plus le rhumatisme comme n'étant qu'une phlegmasie, une affection catarrhale, un état sympathique dépendant d'une fièvre abdominale, etc.; que préférant l'ignorance à ces théories brillantes, on ne voit dans cette maladie des muscles, qu'une lésion spécifique inconnue qu'accompagnent presque toujours la douleur, l'irritation ou la faiblesse des parties affectées; on peut mieux apprécier les indications, juger de l'influence respective de ces élémens entr'eux, et des médicamens qu'ils nécessitent.

Les bains et les eaux de la *Raillère* conviennent aux personnes irritables, chez lesquelles le rhumatisme essentiellement mobile, cause des douleurs passagères dans toutes les parties du corps. Les bains titillent la peau de manière à augmenter la transpiration insensible, à détourner la fluxion, à appaiser le désordre nerveux, à faciliter le jeu des muscles: ces eaux en boisson concourent à obtenir ces effets; elles augmentent aussi la sécrétion des urines, les rendent crasses et épaisses, et semblent en opérer la crise. 30 bains à 30 degrés, et 70 verres d'eau, guérirent une jeune femme des douleurs vagues qu'elle ressentait aux genoux, aux poignets et à la poitrine, souvent suivies de mal-aises, de hoquet et de convulsions générales. Cette source est encore la seule qui convienne aux personnes rhumatiques, atteintes de fluxion hémorroïdale. Une femme de 36 ans, souffrante des muscles de la tête, du col et des lombes, sujette à des hémorroïdes, à de petits boutons aux cuisses et aux jambes, fut guérie par 36 demi-bains à 30 degrés, et 80 verres d'eau coupée avec du lait de vache écrèmé.... Des sueurs survenues après le 18.me bain, et suivies d'une démangeaison dans tout le corps, jugèrent la première affection.... Les hémorroïdes coulèrent abondamment dans le deuxième cas; les boutons, aux extrémités, devinrent plus considérables et prurigineux; les eaux, dans ces deux observations, ne firent que seconder la nature qui avait déjà fixé le mode critique des douleurs rhumatismales.

Une femme qui depuis un mois, époque de ses couches, était sujette à des sueurs copieuses et à une fièvre lente, ayant eu l'imprudence de se baigner les jambes dans l'eau froide, fut bientôt attaquée par tout le corps, mais surtout à la région lombaire, d'un rhumatisme violent avec fièvre et une espèce de suffocation. Les eaux de Cauterets, de la fontaine de la *Raillère*, en boisson et en bains, rétablirent son appétit, ses règles et sa santé, dans l'espace de quinze jours. (*Bordeu.*)

Un militaire, homme fort-robuste, avait gagné dans les campagnes de Bohème une cruelle sciatique qui le rendait maigre et languissant; les douleurs étaient presque continuelles, et s'étendaient depuis le haut de la fesse gauche jusqu'au genou du même côté, qui était œdémateux; il n'avait pas pu être guéri par les remèdes ordinaires. Les eaux de Cauterets, de la fontaine la *Raillère*, en boisson, et les bains de la fontaine du petit *Bain*, lui procurèrent des sueurs abondantes et la guérison.

(*Bordeu.*)

Dans ces deux cas, ces eaux ont visiblement changé l'ordre des mouvemens fluxionnaires, et rétabli des sécrétions intérverties; elles ont aussi détruit la disposition des organes où ces affections avaient leur siège, en leur rendant l'énergie qu'ils avaient perdue.

De la goutte. Tour à tour, nos eaux ont été prônées et discréditées dans les maladies articulaires et goutteuses; *Bordeu* fixa les praticiens à ce sujet lorsqu'il avança qué les eaux de *Barèges* et de Cauterets, prises en boisson et en bains, rendent ordinairement les attaques de douleurs articulaires plus vives. Nous ajouterons qu'elles sont constamment nuisibles si la goutte est accompagnée d'inflammation, et point favorables lorsqu'elle est froide et peu intense; ce n'est pas, en effet, lorsque l'arthritis est confirmée et que les membres en sont comme imprégnés, que les eaux minérales peuvent être avantageuses; je ne sais même s'il existe de médicamens curatifs de cette maladie à cette époque; léurs propriétés toniques, sudorifiques et diurétiques font présumer avec quelque fondement, qu'on pourrait les conseiller avec utilité chez les individus nés de parens goutteux, et par conséquent fortement disposés aux affections arthritiques. Par toutes ces propriétés, nos eaux s'opposeront à la formation de la diathèse calculeuse; car la goutte n'est point une maladie inflammatoire simple; elle ne consiste pas non plus dans l'altération exclusive de la force de situation fixe; on ne peut s'empêcher d'y reconnaître une tendance des humeurs et des solides à se convertir en matières terreuses..... Supposé encore que ces congestions calcaires soient le résultat d'un vice des digestions, nos eaux conviendront contre cet état gastrique; incontestablement elles évacueront la matière encore mobile par les urines, les sueurs et les crachats. *Bordeu* avait déjà aperçu leurs bons effets: il parle d'un homme de 40 ans, d'une constitution sèche et bilieuse, atteint d'une douleur des reins, qui se délivrait tous les ans par les voies ordinaires de plusieurs calculs, à la faveur de l'usage des eaux de *Bagnères* de la fontaine *Lasserre*. Ayant bu pendant deux saisons les eaux de Cauterets, de la fontaine la *Raillère*, il fut exempt pendant trois ans de ses douleurs, et il ne rendit point de calcul.

Un homme, atteint d'un rhumatisme goutteux que les eaux de *Barèges* avaient plusieurs fois soulagé sans qu'il se fût opéré de crise sensible, vint à Cauterets. Sa vive sensibilité, la vigueur remarquable de sa constitution me portèrent à lui conseiller l'eau de la *Raillère* en demi-bains, et celle de *Mauhourat* en boisson, à la dose de deux, quatre et six verres par intervalles.... Durant un mois, le malade n'éprouva aucun changement dans son état; il s'observait d'ailleurs fort peu dans son régime: le 35.ᵐᵉ jour, les douleurs ambulantes que le malade ressentait dans tout le corps; celles des orteils et des genoux devinrent plus aigues: le 38.ᵐᵉ, elles furent intolérables; dans la nuit, elles se fixèrent au pli du bras gauche où se forma une tumeur très-grosse, très-dure, point rouge, quoique très-douloureuse. De suite je fis appliquer un vésicatoire au bras; on couvrit la tumeur avec des cataplasmes émollians. Le malade fut mis au régime et à l'usage des tisannes sudorifiques. Des sueurs survinrent et diminuèrent la tumeur; les douleurs cessèrent, et le malade partit comme guéri.

J'ai vu deux hommes sujets à des coliques néphrétiques, dont les urines étaient parfois épaisses et blanchâtres, guérir de ces coliques par l'usage habituel des eaux de la *Raillère* en boisson et en bains.... J'ai vu encore un malade, extrêmement aimable, toujours enrhumé sans jamais expectorer, boire les eaux de *Pose*, et cracher tous les matins de petits tubercules terreux et calcaires.... Nous croyons donc, non seulement nos eaux efficaces pour délivrer les malades des congestions terreuses (lorsqu'elles n'ont pas acquis une trop grande intensité), mais très-avantageuses pour prévenir leur formation; on obtiendra un succès plus complet, en employant de concert tous les remèdes spécifiques de l'état goutteux; musc, racine de sénéka, aconit, rhus radicans; les savonneux, les alcalis et les évacuans gommo-résineux, etc.

Nous ajouterons, pour terminer l'article des maladies goutteuses, une remarque ingénieuse de *Bordeu*, qui prouve hautement qu'il avait très-bien saisi la manière d'agir de nos fontaines minérales contre ces affections singulières. Les Eaux bonnes et de Cauterets produisent, dit ce grand médecin, une moindre excrétion de calculs que celles de *Bagnères*, qui pourtant soulagent moins. Les premières s'opposeraient-elles à la formation des calculs, ou bien les évacueraient-elles imperceptiblement, en occasionnant une pléthore du suc nourricier? J'ai vu, en effet, nombre de malades qui en rendaient, le matin en toussant, une grande quantité avec les crachats, et qui prenant les Eaux bonnes, n'en rendaient aucun quoiqu'ils crachassent beaucoup. Cela fait voir qu'il ne faut pas toujours compter sur les remèdes qui provoquent l'excrétion des graviers, et que les diurétiques, comme *Baillou* l'a déjà dit, peuvent être nuisibles, parceque, tandis qu'ils évacuent les premiers calculs, ils en font peut-être naître d'autres.

Maladies convulsives. Il n'existe pas d'affection plus singulière dans ses caractères, aucune qui embarrasse autant le médecin que l'état vaporeux : les raisons de ce désaccord dans les phénomènes extérieurs, de ce désordre dans les idées, dans les sentimens, sont inassignables. C'est ici qu'on s'aperçoit de l'influence considérable qu'a le moral sur l'organisation entière : les chagrins violens, les plaisirs vifs, les jouissances désordonnées produisent les anomalies de la sensibilité les plus bisarres, les symptômes les plus extraordinaires. Ce n'est pas que les causes physiques n'amènent souvent cet état dépravé de la sensibilité musculaire; mais les passions de toute espèce l'emportent sur elles, et rendent ainsi cette manière d'être inconnue, plus dangereuse dans ses résultats, et d'une guérison bien plus difficile.... Contre ces affections, lorsqu'elles existent dans leur état de simplicité, l'eau de la *Raillère* n'est pas celle de nos sources la plus recommandable ; *Plaa, Rieumiset,* méritent la préférence. Les distractions de toute espèce, les courses dans nos montagnes, les promenades du matin dans les bosquets qui couvrent nos prairies, l'eau du *Gave* et celle de nos vives fontaines contribuent beaucoup à régulariser le désordre nerveux des personnes vaporeuses ; les réunions nombreuses, aimables et sans étiquette dans la saison des eaux ; l'habitude où l'on est d'aller souvent à la campagne ; nos vauxhals, dont la gaieté fait tout le charme ; l'exercice du cheval et mille autres divertissemens font naître dans cette contrée agréable et paisible la sérénité de l'âme, et guérissent radicalement ces phénomènes aussi ridicules que disparates.... Si la faiblesse accompagne la disposition aux affections convulsives ; si elle est même assez intense pour être jugée capable de produire seule cette mobilité excessive et irrégulière, l'eau de la *Raillère,* en bains et en boisson, est un remède très-utile. Les convulsions guérissent encore par son usage, lorsqu'elles suivent la suppression brusque et instantanée des règles, des hemorroïdes, des dartres ou de toute autre maladie de la peau imprudemment répercutée, etc.

De deux femmes, l'une qui était d'un esprit vif et pénétrant, souffrait des convulsions cruelles dans le bas-ventre, avec des trémoussemens de tout le corps, qui duraient des semaines entières et qui la reprenaient ensuite avec plus ou moins de violence, des vomissemens et une oppression de poitrine suffocante ; l'autre, d'un tempérament plus délicat, était atteinte à peu près des mêmes symptômes : toutes deux étaient assez bien réglées et avaient épuisé les ressources de l'art ; elles avaient fait usage d'adoucissans, d'apozèmes et du lait à grandes doses, et enfin des eaux de Cauterets. Ayant été appelé, je jugeai à propos de leur faire quitter le lait, et de leur faire boire les eaux en plus grande quantité, ce qui procura une chaleur beaucoup plus forte et une fièvre que terminaient des sueurs copieuses. Les bains tièdes qui fûrent ensuite mis en usage, rappelèrent leur appétit qu'elles avaient perdu presque tout-à-fait auparavant, et leurs forces et leur gaieté ; la première fut trois mois sans éprouver la moindre convulsion, et la dernière se porta encore mieux. (*Bordeu.*)

Une jeune fille, affligée de violentes convulsions de la poitrine, du diaphragme et du cœur, se trouva bien de l'usage des eaux de Cauterets ; les eaux de *Barèges* où elle avait été envoyée, avaient fait craindre la suffocation de matrice (*a*).

Une forte toux périodique, accompagnée de difficulté de respirer, et souvent d'un vomissement de matière pituiteuse, fut guérie radicalement par la boisson des eaux de Cauterets de la fontaine la *Raillère*. (*Bordeu.*)

Une demoiselle, née faible, élevée délicatement, placée à 18 ans dans des circonstances pénibles, éprouvait des accès hystériques fréquens et bien singuliers. Un froid glacial à la jambe gauche ou une chaleur brûlante à l'extrémité opposée annonçait l'attaque. Des ris immodérés dans le premier cas, et un délire furieux dans le second, suivaient bientôt ces sensations fantastiques différentes ; les hypocondres devenaient gonflés, l'épigastre convulsif ; on entendait dans tout le tube intestinal des borborygmes bruyans ; l'agitation et l'inquiétude étaient extrêmes ; des convulsions qui défiguraient les membres et dont la durée n'était jamais la même, terminaient cet état pénible ; la malade s'endormait lorsque les accès venaient à l'approche des règles, et la perte était plus abondante. Les autres accès rendaient le sommeil difficile,

---

(*a*) *Bordeu* ne cite point la source dont ces malades ont fait usage ; mais tout nous porte à penser que c'est l'eau de la fontaine la *Raillère*.

et jetaient la malade dans un grand accablement. Elle avait eu toujours l'appétit mauvais et les digestions fatigantes ; avant comme pendant l'accès, son pouls était petit, lent et très-irrégulier ; elle avait abusé de tous les remèdes calmans et antispasmodiques ; 200 verres d'eau et 70 demi-bains de la *Raillère* pris dans deux années, rendirent la malade à la santé.... Un régime analeptique, les promenades à cheval et les autres amusemens contribuèrent à cette guérison.

La faiblesse des organes digestifs compliquait, presque dans tous ces cas, la disposition hystérique ; elle en était l'élément essentiel ; nos eaux ont visiblement fortifié les premiers ; les demi-bains, le régime et quelques remèdes antispasmodiques, etc., ont régularisé les anomolies de la sensibilité, etc.

L'habitude. Le nombre de maladies qui tiennent à cet élément inexplicable, mais qu'on ne peut s'empêcher d'admettre, est bien grand. Les affections nerveuses, les maladies fluxionnaires sont celles qui revêtent le plus facilement ce caractère, et les personnes faibles et délicates y sont le plus ordinairement sujettes. Leur durée et l'absence des causes qui les produisent le plus souvent, suffisent pour faire soupçonner son influence. Les changemens avantageux de climat, de nourriture, de manière de vivre, l'exercice, les cautères, comme moyens perturbateurs, sont moins utiles que nos eaux pour substituer ou transformer des maladies graves en affections légères ; tous les jours on voit par leur usage, des flux séreux, sanguins, des éruptions cutanées se manifester sur les diverses parties du corps, et remplacer des maladies habituelles ; on emploira avec nos eaux tout ce qui pourra seconder leurs bons effets ; il faudra même se servir de toutes nos sources d'une manière alternative, et chercher, par leur action différente, à produire des perturbations efficaces.

Maladies périodiques. J'entens parler ici, non pas de

toutes les maladies qui marchent par accès réguliers, mais exclusivement des fièvres à type tierce, quarte, etc., qui ont résisté à tous les médicamens toniques, antispasmodiques, stupéfians les mieux connus, les plus généralement suivis d'un succès complet. Ces personnes ont recours à nos eaux, comme moyen général d'utilité, et elles y ont recours avec confiance, (chose que je prends en grande considération.) Les tempéramens nerveux y sont les plus sujets ; une certaine débilité et mobilité qui leur est propre complique presque constamment la périodicité, et rend toutes les impressions favorables à leur production ; l'air salubre de nos montagnes, les plaisirs, les distractions nombreuses que Cauterets offre aux étrangers, concourent à affaiblir les dispositions qu'ont les malades à être affectés. Les bains et les eaux, en régularisant l'état nerveux et en fortifiant tous les systèmes, achèvent la cure... La disposition particulière d'un organe produit seule quelquefois tous les phénomènes périodiques et leur ténacité : souvent aussi la périodicité est liée à l'existence d'un élément qu'on ne connaît point et qui est meme inconnu, et c'est en le guérissant qu'on voit disparaître ces fièvres qui avaient résisté à tout. Nos eaux n'agissent dans bien des cas que de cette manière.

Un homme d'environ 40 années, dévoré depuis un an par une fièvre double quarte, avait inutilement employé tous les moyens de guérison ordinairement prescrits contre de pareilles maladies. On lui avait surtout donné beaucoup de quinquina ; son usage avait toujours retardé les accès ; mais ils reparaissaient toutes les fois qu'il se fatiguait et suait, de même que lorsqu'il supportait le froid et l'humidité.... Le malade d'ailleurs avait bon appétit ; les viscères de l'abdomen étaient libres de toute obstruction ; mais il était faible, maigre, constipé ; son pouls était aussi petit et convulsif, la transpiration se faisait mal. Je soupçonnai un état particulier de la peau, peut-être une espèce d'atonie, et en le soumettant à un régime strict, à l'usage des bains chauds et des eaux de la *Raillère* en boisson, je lui fis faire (à l'exemple de *Barthez*) des frictions générales, matin et soir, avec un liniment composé d'huile de camomille, de plusieurs huiles essentielles, de camphre et du laudanum liquide. 24 bains et 72 verres d'eau augmentèrent son appétit; les frictions, quelques toniques et le régime fortifièrent encore ses organes; de légères sueurs survinrent à la poitrine et aux pieds, et les accès ne reparurent plus.... Il est quelquefois impossible de dévoiler, à cause de leurs combinaisons, et d'attaquer comme dans cet exemple, deux ou trois élémens séparément; alors nos eaux différentes, en bains, en boisson et en douches, réitérées de temps à autre, etc., perturbent si favorablement, que la cure est comme assurée. Toute complication gastrique s'oppose à ces moyens. Je voudrais qu'on soumit les malades atteints de fièvres, d'hémorragies, de névroses périodiques pour lesquelles le kina et bien d'autres remèdes ont été vainement employés, à l'action alternative de nos différentes sources; il faudrait les administrer dans l'état parfait de calme; les malades devraient être exempts de mal-aises et d'anxiétés au moment le plus favorable des intermissions, etc. Nos eaux sont le meilleur moyen pour prévenir et détruire cette disposition (*a*) dont l'existence est aussi manifeste et sensible par le fait, qu'obscure et cachée par sa cause intérieure.

(*a*) Le docteur *St.-Laurent*, déjà cité, a, sur la production de *l'intermittence*, une opinion qui n'est peut-être pas mieux fondée que telle autre, qui du moins ne l'est pas plus mal, et qu'il donne pour ce que l'on voudra ; elle est exempte d'hypothèse, et liée à des faits d'un assez vaste ensemble.... Une vérité généralement reconnue de tous les praticiens, établie à chaque page dans les écrits de M. de *Grimaud*, c'est que les affections à type ont toujours leur siège dans les organes abdominaux, tandis que les secondes voies sont constamment le siège d'affections ordinairement inflammatoires et toujours continues : soit dit en passant, ceci infirmerait beaucoup la nouveauté de la doctrine de M. *Pinel*

De l'affection mélancolique. Après avoir épuisé la patience des médecins, les médicamens de toutes les officines
et toutes les ressources de l'hygiène, les malheureux
hypocondriaques viennent encore essayer de nos eaux,
et chercher dans leur vertu un soulagement à leur ima-

---

sur la fièvre angio-ténique. S'il en est ainsi, ajoute M. *St.-Lau-
rent*, la raison de l'*intermittence* et celle de la *continuité* ne se
trouverait-elle pas dans l'ordre et la nature même des fonctions
propres aux grands systèmes affectés par ces deux modes? qu'est-ce
en effet que le système abdominal? n'est-ce pas un ensemble
d'organes dont les fonctions sont toutes alternatives, successives,
intermittentes? L'estomac s'applique à un premier travail; quand
il est achevé, le duodenum, le pancréas et le foye concourent à
un second; puis vient le tour des intestins grêles et de l'absorption
qui porte les produits de la digestion dans le torrent circulatoire,
etc. Au contraire, dans les secondes voies, la décomposition
s'exerce sans interruption à la peau et dans les reins, tandis que
l'action circulatoire constamment entretenue par l'action nerveuse
qu'elle excite, pousse sans interruption, sans relâche, les matériaux réparateurs sur tous les points. Ici donc on ne peut observer
qu'une continuité persévérante. Or on ne peut douter, quelque
perversion que les maladies apportent au cours naturel des fonctions, que la vie cependant conserve dans leur durée ses actions
principales, puisque c'est là-dessus qu'est fondée la guérison. Comment douter alors, qu'elle imprime aux maladies le sceau de ses
habitudes et de ses impulsions les plus nécessaires, *intermittence*
ou *continuité*, suivant que le mal a son principal siège dans les
premières ou dans les secondes voies. Ajoutez que la *périodicité*
est le plus souvent compagne de l'*intermittence* dans les actions
du système digestif, puisque somme totale, on mange à des
heures réglées beaucoup plus souvent qu'à des heures insolites,
et que par la constance même de nos besoins, la faim est très-
périodique. Ainsi les habitudes d'action de ce système tendent
naturellement à la *périodicité* et à l'*intermittence*. Il est donc
moins étonnant que cette double circonstance se retrouve, ainsi
qu'on le peut observer toujours dans les maladies qui affectent
l'abdomen; dans celles surtout qui, marquées par la fièvre, ont
ce rapprochement de plus avec l'élévation du pouls remarquable
durant la digestion. L'origine de la *périodicité* dans les maladies
ne serait donc pas si inconcevable!

gination inquiète, un remède à leurs douleurs les plus
variées. Nos eaux conviennent-elles à cette maladie bi-
zarre? on sait qu'elle consiste toujours dans une complication malheureuse d'une altération humorale, d'une
irritation abdominale et dans une viciation de la sensibilité;
elle est aussi parfois aggravée par la coëxistence de certains élémens spécifiques. Les douleurs de tête, d'entrailles; la difficulté de respirer et celle des digestions;
une constipation opiniâtre; les flatulences, les qualités
changeantes des urines; la chaleur âcre et brûlante de
tout le corps; la sécheresse et la couleur jaunâtre de la
peau; les vomissemens et les digestions des matières por-
racées et bilieuses; des éruptions passagères et fatigantes;
une fièvre très-irrégulière; tels sont à peu près les
symptômes qui existent chez la plupart des hypocondriaques, et qui prouvent la double altération du système
nerveux et celle des organes du ventre: les propriétés
générales de nos eaux racontées en son lieu, suffiraient
pour attester leur utilité contre cette affection, si nous
n'avions des faits à citer et à l'appui.

Un jeune veuf, en proie à grand nombre de symptômes
dont nous avons parlé, avait été autrefois sujet à un flux
hémorroïdal; une gale mal soignée supprima cette évacuation salutaire, et par la suite survinrent la morosité la plus
profonde et les douleurs les plus aigues à l'épigastre. 70
verres d'eau de la *Raillère* et 40 demi-bains à la température
de 30 degrès, rappelèrent au commencement l'appétit que
le malade avait entièrement perdu; il apparut ensuite une
éruption considérable à la partie interne des cuisses,
aux reins, et une démangeaison insupportable dans tout
le corps qui diminuèrent tous les symptômes. On aida
l'action des eaux par l'usage des sucs d'herbes, du petit
lait, des lavemens émolliens, des bains de vapeur aromatiques et quelques tisanes laxatives. Le malade, naturaliste instruit, parcourut nos montagnes; il ressentit dans
ses courses curieuses, des impressions fortes et agréables

qui, en occupant son esprit d'une manière variée, contribuèrent pour beaucoup à sa guérison... Qui pourrait douter
de l'influence de ces aspects sauvages et gigantesques,
pour frapper une imagination déréglée, et révolutionner
nos organes? C'est ici le seul, le véritable lieu pour traiter
et guérir ces maladies hypocondriaques où l'esprit et
l'imagination sont encore plus cruellement affectées que
les différentes parties du corps.

De la chlorose. C'est encore ici une de ces affections
communes qu'il est presque toujours réservé à nos
eaux de soulager et guérir, alors surtout que les moyens
ordinairement recommandés n'ont produit aucun résultat
avantageux. Quoique les symptômes des pâles couleurs
soient presque toujours les mêmes dans tous les cas; qu'un
teint décoloré et livide, une propension au sommeil, un
appétit dépravé, une tristesse accablante et sans sujet,
une aversion manifeste pour toute espèce d'exercice, des
douleurs aux reins, une chaleur d'entrailles existent presque chez toutes les malades; qu'elles aient encore les yeux
plombés et bouffis, les jambes enflées, que leurs règles
soient supprimées ou dérangées, etc.: ce serait une erreur
de croire que toujours la même cause les produit. Les
élémens qui constituent cette maladie sont variés, et il est
urgent de les connaître, pour savoir si nos eaux peuvent
convenir ou si elles doivent être défavorables ou inutiles.... Une irritation ou une faiblesse stomacale; un
état d'inertie de l'uterus, parfois un surcroit d'énergie
vitale de cet organe; des altérations humorales, et des
engorgemens des viscères de l'abdomen; souvent une
lésion inconnue de la vie sont les principes des pâles
couleurs et les sources d'une heureuse indication. L'eau
de la *Raillère*, en bains, en injections et en boisson, est
utile lorsque le tube intestinal a perdu de ses forces
naturelles, et que l'estomac éprouve des appétits bizarres
et singuliers. Plus souvent toutefois, l'eau de *Mauhourat*
en boisson est plus légère, fatigue moins, et convient

à là sensibilité du plus grand nombre des malades à qui celle de la *Raillère* cause des indigestions ou des pesanteurs à l'estomac. Ces deux sources sont encore d'excellens apéritifs ; presque toujours dans ces cas , elles produisent des crises par les sueurs et les urines, et des éruptions qui jugent ces maladies : elles ramènent les forces , la régularité des fonctions , l'éclat et la blancheur du teint et de la peau.... Les sources de *Pose* et du *Pré* sont exclusivement utiles , lorsque la faiblesse est générale , et qu'il n'existe presque pas ou pas du tout d'irritation ; leurs douches font merveille dans les cas d'engorgemens des viscères , et lorsque l'apathie la plus forte éloigne les malades de se livrer à aucune espèce d'exercice. J'ai vu ces eaux causer des diarrhées , des sueurs critiques et quelquefois l'œdématie des pieds suivie de boutons prurigineux. L'usage alternatif de nos différentes sources guérit les malades de chlorotiques où la vie est spécifiquement lésée , et où il existe d'autres affections indépendantes , comme dartres , gale ancienne , etc. ; il est indispensable , vu le peu de temps qu'on reste à les prendre , de conseiller encore les remèdes toniques , excitans et dépuratifs connus. Si un état spasmodique de l'uterus était soupçonné produire les nombreux symptômes des pâles couleurs ; s'il compliquait même avec quelqu'influence les élémens dont nous avons déjà parlé, les bains de *Plaa* et de *Rieumiset*, seraient alors seuls utiles, soit pour préparer les malades à l'usage des autres sources , soit comme pouvant seuls guérir l'irritation nerveuse , ramener le calme , et rétablir toutes les fonctions supprimées ou dérangées.

Dérangemens des menstrues. On le sait, et tous les jours les exemples en fourmillent à nos eaux, les maux les plus disparates et les plus cruels sont causés par la suppression du flux menstruel commencé ; par le manque ou le retard de ce flux régulier, et bien souvent par des hémorragies périodiques fréquemment renouvelées et trop abondantes. Toutes les causes morales et physiques peuvent produire les aberrations de ces fonctions importantes; On signale plus particulièrement la colère, une frayeur tout à coup ressentie ou toute autre impression vive et imprévue. Le passage subit du chaud au froid, et l'imimmersion prudente des mains et des pieds dans l'eau froide sont, disent les observateurs, de toutes les causes les plus efficaces.

Le dérangement des menstrues détermine des effets bien différens selon la sensibilité et l'irritabilité des tempéramens. Les humeurs paraissent seules lésées chez certaines femmes, et la partie colorante du sang (le cruor), semble ne plus exister chez elles, tant leur teint est blafard, leurs yeux bouffis, leurs extrémités gorgées ; les solides participent à cet état ; les chairs sont molles, quelquefois contractées : les viscères deviennent le centre de différentes fluxions, et le siège de congestions et d'obstructions tenaces. Dans d'autres circonstances, le défaut ou la diminution des règles altère exclusivement les forces vitales de l'estomac, et les malades éprouvent des nausées, des vomissemens ; plusieurs ont l'appétit dépravé ; certaines, tourmentées de coliques, de douleurs de tête et de convulsions feraient penser que chez elles le système nerveux est uniquement affecté : d'autres enfin, ce sont les plus vigoureuses et chez lesquelles les causes déterminantes ont subitement agi, sont atteintes d'apoplexie, de fièvres aiguës et violentes, d'inflammations graves soit à l'abdomen, soit à la poitrine. Les bains de *Rieumiset* par leur température douce, leur vertu émolliente, seraient les seuls qu'on pourrait employer dans ce dernier cas, pour ajouter à l'effet des saignées et des révulsifs analogues hautement indiqués ; des cas pareils se présentent rarement à Cauterets. Ici l'orgasme utérin devient général, la pléthore est sensible, et toutes nos eaux seraient excitantes et par conséquent nuisibles. Ces bains et ceux de *Plaa* seraient encore utiles dans les suppressions où le

système.

système nerveux pèche par excès de ton, et lorsque les malades paraissent avoir les fibres vasculaires de l'uterus atteintes d'un éréthisme considérable, manifesté par des syncopes fréquentes, des crampes, des tensions à l'abdomen, suivies de vomissement et de convulsions générales ou partielles à chaque évacuation menstruelle. Quelques verres d'eau de la *Raillère* et de *Mauhourat*, aiguisées d'un peu d'eau de fleur d'orange ou de tout autre anti-spasmodique, concourent avec avantage à régulariser cette excitabilité trop grande de la matrice et des nerfs; en détruisant la faiblesse des premières voies qui toujours les complique, en excitant une transpiration plus forte, des urines plus abondantes et enfin la menstruation. Mais, si une irritabilité marquée et contre nature compliquait la ménorrhée; que des obstructions abdominales et de l'uterus lui-même s'y trouvassent encore, la maladie serait plus sérieuse, plus difficile à traiter; elle nécessiterait aussi plus de moyens et de vertu opposée. Au régime adoucissant, on ajouterait l'usage des demi-bains de la *Raillère* à une température convenable; l'eau de cette source, mitigée par le petit lait ou l'eau de chicorée, suffirait les premiers jours; les fondans, sous forme variée, seraient administrés en même temps; les malades finiraient par boire l'eau de la *Raillère* pure; on aiderait même son action, par celle de *Mauhourat*. En continuant l'usage des fondans, on remplacerait les bains ci-dessus par ceux de *Pose* ou du *Pré*; on en conseillerait aussi les douches, sur les obstructions et les engorgemens; il est important de rappeler qu'on doit toujours la prendre d'une manière progressive, afin de la rendre résolutive sans échauffer. On pourrait ajouter à ces médicamens, tout ce que l'art prescrit en pareille circonstance.

Les ferrugineux, les toniques, les bons alimens seraient conseillés avec l'eau de *Mauhourat*, dans les cas où il n'existerait aucune obstruction, et où l'on n'apercevrait qu'une faiblesse générale avec ou sans réaction nerveuse,

10

une bouffisure et une décoloration de la peau, et un état de langueur et d'inertie de l'uterus si considérable, qu'il serait impossible que son énergie vitale s'élevât au degré qu'il faut pour y établir une fluxion, et donner lieu à l'écoulement des règles...... Une manière d'être de l'uterus, si l'on veut un engouement de cet organe, produit seul la ménorrhée chez quelques personnes, même bien portantes d'ailleurs ; cet engouement persiste même quelquefois après que des moyens rationnels ont rappelé une apparence de santé, en guérissant les spasmes, les congestions et même la chlorose : alors l'usage alternatif de nos différentes sources en bains, boisson, injections, lavemens et douches sur des parties différentes, finit par produire tous les effets emménagogues, et par retirer la matrice de l'état de sommeil et d'apathie où elle était plongée.

Maladies laiteuses. Le lait, en se déviant des mamelles, réservoir ordinaire de la diathèse laiteuse, peut-il produire des maladies ? Cette humeur, en s'altérant dans ses principes, en dégénérant de sa manière d'être, peut-elle occasionner des états morbifiques aussi nombreux et aussi variés que le prétendent bien des médecins ? Les avis sont singulièrement partagés sur ces questions fameuses et d'une grande importance. Pour nous, qui ne cherchons que des vérités rigoureureuses, et qui ne voyons aucun avantage à étayer des systèmes séduisans, à partager des opinions trop généralement adoptées, nous nous prononcerons d'après des faits concluans et point rares, qui prouvent tous que des désordres sont subitement survenus après la disparution du lait des mamelles des nourrices. La non-évacuation des humeurs qui, dans la grossesse, se portaient à l'uterus, et qui devaient aller aux mamelles après l'accouchement si les mères avaient rempli ce devoir sacré auquel la nature les invite, et qui est presque toujours pour elle une source de santé et de bonheur, est aussi cause fréquente de ces désordres..... Pourquoi d'ailleurs le lait ne pourrait-il pas, comme un autre liquide étranger, irriter des organes au stimulus duquel ils ne sont point accoutumés ? Serait-il moins qu'un autre susceptible de voyager par l'effet des oscillations fluxionnaires ? Conçoit-on que la nature eût fait, pour ce fluide seul, une exception aussi extraordinaire ? Non, cela ne peut être ; qu'on cesse un moment d'être solidiste exclusif et l'on n'en doutera plus.

Tout cela se concevrait très-bien, m'écrivait le docteur *Tailhade* dans une circonstance, si dans les maladies dites laiteuses, la sécrétion de cette humeur avait lieu ; mais comment comprendre qu'elle produit quelque désordre si réellement elle n'existe pas ? Or, elle n'existe pas, puisque les mamelles ne font point leurs fonctions, etc... Est-il vrai de dire qu'il ne se sécrète plus de lait lorsque les femmes ne veulent point nourrir, ou qu'elles sèvrent brusquement leurs enfans sans plus s'occuper de cette fonction ? On voit, au contraire, cette sécrétion se continuer quelquefois long-temps et résister à tous les moyens pris pour l'empêcher ; mais quand il serait vrai qu'alors toute sécrétion cesse, peut-on mettre en doute qu'il existe toujours à cette époque une disposition de l'économie à produire cette humeur, une diathèse réelle, une fonte laiteuse, indépendante de tout travail sécrétoire ? que cette diathèse nécessite des fluxions fixées à la matrice pendant la gestation, mais actuellement indéterminées, et sans cesse ambulantes pour accomplir les maux variés dont il est ici question. Et c'est précisément parce que la diathèse s'est fourvoyée, que la sécrétion des mamelles est ou médiocre ou nulle. Dire que c'est le lait en personne qui voyage et qui nuit, c'est, en beaucoup de cas sinon en tous, dépasser les faits ; mais dire que beaucoup de maux, qui n'auraient pas eu lieu, sont produits par la disposition humorale qui aurait fait du lait si la fonction n'avait pas été troublée, et assigner ces maux et leur traitement, c'est exprimer un fait incontestable, c'est fonder la thérapeutique sur une donnée générale que la physiologie ne saurait rejeter.

Cette humeur ne cause pas toujours des affections aiguës ; elle agit parfois insensiblement, soit qu'elle se dévie peu à peu de ses voies ordinaires, soit qu'elle se porte sur des organes doués de peu de sensibilité. Quelquefois aussi les malades, épuisées par des maux antérieurs, ou douées de peu d'énergie vitale, ne réagissent que faiblement contre cet âcre naturellement moins irritant que la bile, l'urine, etc. ; et chez elles les phénomènes ont une marche lente et cachée. C'est parce que le lait agit souvent d'une manière obscure ; c'est parce qu'il cause ses ravage lentement, qu'il est si difficile de statuer si, en effet, les maladies cruelles qui tourmentent les femmes sont son ouvrage ; si c'est lui qu'il faut atteindre et combattre pour ramener l'ordre et l'équilibre dans l'économie... Des diarrhées, des coliques, des éruptions, quelquefois pustuleuses ; des engorgemens aux aines, aux aisselles ; souvent une fièvre lente, avec toux, crachats purulens ; des douleurs rhumatismales, qui alternent avec des tumeurs dans toutes les parties du corps, qui finissent par abcéder, et que d'autres fois remplacent des pertes blanches, un état cachectique, etc. etc. Ce sont là des maladies que les femmes éprouvent lorsqu'elles ne veulent point nourrir, lorqu'aussi elles sèvrent brusquément leurs enfans, sans rien faire ensuite pour empêcher l'afflux de la lymphe aux mamelles, et faire entièrement cesser la diathèse laiteuse ou la grande disposition qu'a l'économie à former cette humeur... L'usage alternatif et soutenu des purgatifs, des diurétiques chauds, quelquefois doux et peu actifs ; dans certains cas, l'administration des légers diaphorétiques, toujours l'application des topiques répercussifs aux mamelles, m'ont constamment réussi chez un grand nombre de malades ; les grands médecins d'ailleurs, tout comme les praticiens ordinaires, ne se louent-ils pas de ces moyens?... Tout consiste à déplacer le lait de son siége ordinaire ou à empêcher qu'il ne s'y rende ; à évacuer, par quelque voie d'excrétion, cette surabondance d'humeurs qui contribue à sa formation ; et surtout à empêcher qu'elle n'ait lieu, en ne donnant aux femmes nourrices ou aux nouvelles accouchées que des alimens peu substantiels.

Lorsqu'on n'a rempli aucune de ces indications, lorsque les accidens ci-dessus existent, il faut encore s'attacher à évacuer le lait dégénéré, et à faire disparaître ces fâcheux symptômes. L'expérience a depuis long-temps prouvé les vertus de nos différentes sources dans des maladies de cette espèce...

Pour concevoir ces succès divers, il faut, pour ces affections laiteuses, tout comme pour toutes les maladies possibles, distinguer les élémens qui les composent, et juger de leur influence respective dans toutes ces affections ; outre la diathèse, il y a un état d'éréthisme ou de faiblesse ; une propension aux convulsions, des altérations organiques, des fluxions réalisées, des mouvemens fluxionnaires sans cesse en action pour en réaliser partout ; quelquefois un état fébrile, des excrétions augmentées ou nouvelles... Les bains de *Plaa* et de *Rieumiset* ne conviendraient qu'autant qu'une sensibilité exaltée, une susceptibilité nerveuse excessive, une éréthisme des solides ou des humeurs enflammées, compliqueraient les congestions laiteuses et différentes désorganisations ; l'eau de *Rieumiset* serait même préférable dans ces derniers cas ; celle de *Mauhourat* en boisson, mais en petite quantité, de même que tous les moyens calmans et apéritifs, seraient conseillés pour remplir ces indications diverses, et seconder l'action tempérante et dépurative des bains de *ieumiset* et de *St.-Sauveur*... Si le lait répandu causait des suffocations ; que des engorgemens aux poumons produisissent comme des accès d'asthme, la *Raillère* en boisson, en demi-bains, aidée de tous les fondans appro-priés, serait le meilleur incisif; elle serait aussi le meilleur dépuratif, le diurétique et le diaphorétique le plus utile, dans les cas où des furoncles, des dartres ou autres mala-dies de la peau seraient les formes sous lesquelles cette humeur se masquerait; cette fontaine possède l'inestimable vertu de détruire l'humeur, en appaisant l'irritation in-flammatoire qui presque toujours accompagne ce genre de maladies ; quelquefois cependant, les béchiques et autres émolliens sont nécessaires, tant cette irritation est considérable. Si des personnes d'un tempérament mol, dont l'état nerveux fut peu capable de réaction, éprou-vaient les accidens ci-dessus; qu'à leur place, elles eussent des engo gemens au mésentère, au foie, à la rate, aux glandes, des vieux abcès aux différentes parties, et même des ulcères ; l'eau de *Bruzaud*, de *Pose* et du *Pré* seraient alors préférables aux autres sources. Dans les rhumatismes produits par la même cause, de même que dans les hémiplégies, ces eaux seraient encore utiles; le *Bois*, *César* et les *Espagnols* conviendraient davantage, vu leur grande vertu résolutive, excitante, diaphorétique, attendu surtout qu'elles font sur la sensibilité des impres-sions si fortes, que de tous les moyens perturbateurs ces eaux sont le plus assuré.

Du rachitis. Cette maladie de l'enfance, aussi malheu-reuse que singulière, qu'on a long-temps envisagé comme dépendante d'un vice dartreux ou scrofuleux, ou véné-rien dévié, ou d'une atonie spécifique; que l'on a aussi considéré comme l'effet des contractions musculaires sur des os ramollis, sans s'apercevoir que bien souvent les os sont plus durs que dans l'état naturel; trouve-t-elle dans nos eaux médicinales un médicament toujours utile? nous n'avons pas de guérisons à rapporter de leur usage; nous croyons toutefois à leur vertu dans ces cas graves où nos membres sont déformés ou menacent de le devenir; soit qu'il faille prévenir ces accidens, soit qu'il faille en arrêter les progrès. Ce n'est pas qu'aucune méthode analytique puisse fournir des moyens curatifs à cette affection inconnue dans son essence, et que le vide des hypothèses admises jusqu'à ces dernières années, force à attribuer à la viciation de la force *plastique*; mais les impressions toniques, relâchantes, alternativement déterminées par nos différentes fontaines thermales, peuvent être regardées non point comme spécifiques, mais comme prophylactiques du rachitis; pourquoi dans le même but n'emploirait-on pas l'eau vive de nos torrens? leur usage secondé par tous les moyens diététiques et pharmaceutiques les plus recommandés, ne pourrait qu'amener les résultats les plus heureux. Ceci semble prouvé par les analogies les plus fortes.

Dartres et gale. Une vérité qui naît de l'observation de chaque jour, c'est que les eaux sulfureuses, et plus particulièrement celles de Cauterets, guérissent quelquefois les maladies herpétiques et psoriques, et les aggravent dans d'autres circonstances. Cherchera-t-on à expliquer cette contrariété remarquable, en supposant la nature variable des ingrédiens des sources? Ce serait se perdre dans des subtilités insignifiantes et d'ailleurs erronées, puisque nos eaux ne changent jamais. C'est dans ces cas singuliers où nos eaux opèrent des guérisons si extraordinaires qu'on sent le besoin de reconnaître tous les principes élémentaires des maladies à l'aide d'une analyse lumineuse, et d'apprécier leur importance respective et l'ordre de leur filiation. On concevra ces bizarreries, lorsqu'on n'envisagera plus ces maladies spécifiques comme des affections simples, uniformes, toujours de même nature; lorsque négligeant la consistance, la forme, la couleur et les autres qualités sensibles des tégumens, on s'attachera à découvrir, outre le principe spécifique, l'altération générale des solides et des fluides; l'état d'irritation ou de faiblesse dominante; l'intensité et la direction spéciale des mouvemens fluxionnaires; le relâchement

ou le resserrement de l'organe cutané et de ses vaisseaux.
Nos différentes sources conviennent toutes contre les dartres et la gale ; mais la complication de quelqu'un de
ces élémens, fait que très-souvent l'eau de *Pose*, du *Pré*,
ect. exaspèrent des affections de cette espèce, lorsque
la *Raillère*, *St.-Sauveur* produisent les effets les plus heureux ; il est même bien des cas où l'irritation et la phlogose sont portées à un si haut degré, que toute fontaine
sulfureuse aggrave tous les phénomènes, et qu'on est
forcé d'en suspendre l'usage ; c'est alors que l'eau de *Rieumiset* est préférable à toutes les sources connues : elle
déterge, adoucit les ulcères et facilite le travail de la
cicatrisation ; elle augmente les éruptions, ramollit les
croûtes, et finit par rétablir la peau dans· son état primitif. L'eau de la *Raillère*, en rétablissant la transpiration,
nulle ou diminuée chez beaucoup de personnes par le
trop d'irritation ou de relâchement du tissu cutané, guérit
presque toujours les boutons, les pustules, les tumeurs,
les croûtes auxquels la suppression de cette humeur ou
âcre de toute autre nature donne lieu. Elle est, pour
ainsi dire, la seule utile dans les maladies herpétiques
compliquées d'affections nerveuses, de maladies locales
et autres élémens importans, qu'on ne peut guérir qu'en
excitant des transpirations, des urines et des crachats
abondans, ou le développement d'un plus grand nombre
d'éruptions, et dans lesquels toutefois la sensibilité nerveuse est tellement susceptible, que les moyens les moins
stimulans sont presque toujours nuisibles.

Un jeune homme de 22 ans, d'un tempérament sec,
d'un caractère sombre et presque mélancolique, avait
vainement usé des eaux de *Bagnères de Luchon*, pendant
deux années, pour guérir d'une affection herpétique de
nature telle, que ses ongles en étaient devenus jaunes et
déformés ; il éprouvait en même temps une toux férine
et des douleurs à l'hypogastre ; une insomnie et une
constipation habituelle ; les temps orageux lui causaient

des crampes et des pandiculations continuelles : 150 bains de la *Raillère* à 29 degrés, et 450 verres d'eau de la même fontaine, pris dans deux années consécutives, firent cesser tous ces accidens, à l'exception de l'état des ongles qui sont toujours restés jaunes et d'une épaisseur extrême... Les sucs de pissenlit, chicorée, saponaire, aiguisés avec l'acétate de potasse ; le petit lait : quelques purgatifs de temps à autre, et l'usage continu des pilules faites avec peu de savon et extraits de douce-amère, saponaire, trèfle-d'eau, chicorée, ciguë, belladona, une petite quantité de mercure doux, soufre doré d'antimoine et la poudre de réglisse furent employés pendant leur usage et contribuèrent pour beaucoup à la guérison... L'éruption, les premiers vingt jours, fut plus abondante et plus vive ; le prurit insupportable : celui-ci cessa bientôt ; les croûtes diminuèrent et séchèrent ; des aphtes parurent à la bouche ; des furoncles aux fesses ; les urines devinrent copieuses et très-rouges ; elles déposaient beaucoup de matières briquetées.

Un homme âgé de 58 ans, d'un tempérament lymphatico-sanguin, mais très-robuste ; d'un caractère irascible et très-emporté, avait joui d'une santé parfaite jusqu'à l'âge de 52 ans. A cette époque, apparut une éruption aux jambes qu'on jugea dartreuse, et qui y causait une grande démangeaison. Le malade chercha à se soulager en prenant un bain de jambes dans de l'eau de rivière ; le même jour, il s'inquiéta vivement, et instantanément suppression des boutons dartreux et accès complet d'épilepsie ; ces accès se renouvelèrent de·temps à autre ; ils devinrent même périodiques, malgré le retour des éruptions aux extrémités inférieures : le malade éprouva depuis un appétit vorace, une soif inextinguible, une constipation opiniâtre, et un flux d'urine qu'on jugea diabétique. Le moxa au grand orteil, les anti-épileptiques, les purgatifs avaient été tour-à-tour conseillés et mis en usage sans succès... Je jugeai l'état nerveux et

le diabétès, malgré leur ancienneté, comme élémens secondaires, et entièrement amenés et entretenus par l'âcre
herpétique , et je prescrivis les dépuratifs et les adoucissans... Le malade prit seize demi-bains à la *Raillère*, à la
température de 28 degrés, et 48 verres d'eau de la même
fontaine ; il prit aussi trois fois par jour du lait coupé
avec une décoction d'orge et de douce-amère; des pilules
faites avec le savon , l'extrait de douce-amère, trèfle d'eau ,
mercure doux et la poudre de valériane. Ses ulcères
étaient pansés trois fois par jour avec le lait dont on a
fait le beurre , (appelé batisses dans le pays,) et du cérat
de Galien ; il prenait aussi des lavemens à la méthode
de Kempf... Les ulcères , les premiers huit jours, donnèrent plus que de coutume; leurs bords s'animèrent; il
survint de gros furoncles aux cuisses et aux fesses ; les
accès épileptiques ne reparurent plus ; les urines devinrent modérées; la grande soif cessa, les fonctions se
firent régulièrement , les ulcères séchèrent presque totalement et le malade acquit de la fraîcheur et des forces. Je conseillai par précaution des cautères aux jambes...
Le malade a vécu huit mois bien portant : l'appétit
s'étant toujours bien maintenu , et le malade le satis-
faisant beaucoup trop , et avec des alimens lourds et indigestes , il eut , au mois de mai suivant , trois indigestions
avec menace d'apoplexie ; deux fois nous le sauvâmes par
des émétiques répétés ; la troisième indigestion , plus
forte que les deux premières , et peut-être aussi en
raison de l'état de faiblesse, fit sur le cerveau et tout le
système nerveux, des impressions profondes : la commo-
tion fut funeste , et rien ne put prévenir ni guérir les
congestions. Il succomba le troisième jour.

Nous avons cru toujours le malade parfaitement remis
de sa première affection. Sa mort a été amenée par son
intempérance, et non point par l'âcre dartreux que nous
aurions imprudemment répercuté. Si l'on médite sur tous
les phénomènes qui précédèrent la guérison , on verra

qu'il s'est opéré chez le malade une crise manifeste; ce fait prouve la certitude des indications que j'aperçus, et la forte vertu dépurative et tempérante des eaux de la *Raillère*..... Cette observation prouve encore dans quel cas nos eaux conviennent comme anti-épileptiques, et lorsqu'il faut en conseiller l'usage.

Des scrofules. Les médecins ne sont point partagés d'opinion sur l'utilité de nos eaux contre les engorgemens glanduleux de nature scrofuleuse ; tous louent leur vertu résolutive. L'observation prouve, en effet, qu'elles réussissent quelquefois, et que toujours elles sont avantageuses, comme moyen indispensable pour faciliter l'effet des médicamens fondans; comme guérissant encore les élémens qui compliquent la diathèse scrofuleuse, et qui l'aggravent d'une manière singulière, et plus souvent, enfin, en agissant contre l'élément lui-meme, en attaquant le vice dans toutes les ramifications du système lymphatique. On a remarqué quelquefois, que les époques septenaires devenaient critiques des affections écrouelleuses; on a vu aussi que l'apparition des menstrues les jugeaient favorablement. Le trouble et l'agitation que ces révolutions de l'âge amènent dans l'économie, peuvent être utilement secondés par l'emploi des eaux thermales de Cauterets ; leurs vertus différentes ne manquent jamais de disposer les parties atteintes à d'heureux résultats; elles agissent d'ailleurs sur la sensibilité, de manière à diminuer ce que nous appelons diathèse. Leur emploi exclusif ne suffit plus, lorsque les glandes ont acquis une certaine grosseur et dureté; lorsque les tumeurs, devenues ulcéreuses, présentent des bords renversés, peu circonscrits et une base calleuse; les cataplasmes de carottes, ordinairement conseillés par nos docteurs, sont aussi de minces remèdes, et toujours suivis d'insuccès. Tout traitement méthodique et rationnel exige qu'on soit assuré de la nature de l'affection scrofuleuse, et des élémens divers qui la compliquent; c'est alors seulement, qu'en

employant contre elle les médicamens réputés spécifiques, on pourra attaquer, par nos eaux et par d'autres
moyens appropriés, certains élémens qui, en gênant sa
marche, nuisent encore aux bons effets des remèdes
qu'on administre. Ainsi, la faiblesse, la douleur, l'irritation, la fluxion, la fièvre, l'ulcération, la carie, les
dartres, la gale, etc., peuvent exister avec les scrofules,
et nécessiter, outre les fondans directs, les moyens curatifs de chacun de ces principes plus ou moins fâcheux.

Les eaux de *Pose*, du *Pré*, et nos autres fontaines,
fortement chargées de calorique et d'ingrédiens minéraux,
sont particulièrement recommandées contre les écrouelles,
et on ne peut pas douter qu'elles ne conviennent à la
majeure partie des cas. En général, la *Raillère* est d'une
petite utilité contre les scrofules vues isolément ; c'est à
guérir les complications qu'elle est surtout favorable ; elle
est plus avantageuse encore, pour prévenir leur développement chez les personnes d'un tempérament lymphatique, et disposées à de pareilles maladies, qu'efficace pour
les détruire, lorsqu'elles sont confirmées. On conseillera
donc l'eau de cette fontaine minérale aux personnes pâles,
dont les chairs sont molles, les fonctions lentes, les éruptions fréquentes ; chez celles encore, où les excrétions
muqueuses et les flux séreux sont abondans, et plus
rarement, lorsque les glandes sont engorgées ou ulcérées.

Un enfant, né de parens scrofuleux, eut, dès l'âge de
cinq ans, des ophtalmies rebelles que guérissaient des
plaies aux jambes. Ces plaies avaient parfois un caractère
rongeant. L'appétit du malade était mauvais ; sans souffrir
beaucoup, il était en proie à des inquiétudes pénibles :
des baillemens fréquens, et le besoin qu'il éprouvait de
s'étendre les membres, annonçait encore chez-lui une
affection nerveuse.... 20 bains et 40 verres d'eau de la
Raillère lui donnèrent un appétit vorace, et firent cesser
les baillemens et les pandiculations ; les plaies parurent se
déterger et diminuer au commencement ; bientôt elles

devinrent douloureuses, enflammées; on les pansa avec du cérat; on suspendit l'usage des eaux de la *Raillère*, et on conseilla les lotions d'eau de *Rieumiset*, les sucs de cresson, douce-amère, chicorée, la terre foliée de tartre, les pilules de savon, ciguë, mercure doux, gentiane furent continués; on prescrivit de nouveau l'usage des eaux de la *Raillère*; 15 bains et 45 verres d'eau de cette source, guérirent presque les ulcères; le malade partit refait et plus vigoureux; les ophtalmies ne reparurent pas davantage.

Une demoiselle de 16 ans, qui depuis l'âge de 4 (époque où elle fut vaccinée), avait eu les glandes du cou gorgées et ulcérées, le bas-ventre tuméfié, dont les traits et le teint annonçaient la diathèse scrofuleuse la mieux prononcée, vint à Cauterets. On conseilla les bains de la *Raillère* et les eaux de *Mauhourat* en boisson, sans nul autre remède. La malade n'éprouva aucun mieux sensible. L'année d'après, elle vint encore: un peu de perte blanche, des tranchées qu'elle ressentait de temps à autre, des pesanteurs à l'estomac me firent penser que le travail incomplet des règles causait tous ces symptômes, et que la faiblesse générale, et plus parti- culièrement celle de l'uterus, rendait la menstruation difficile ou impossible. Elle était aussi très-nerveuse et très-sujette aux convulsions. Je jugeai avantageux de tout employer pour favoriser cette évacuation importante et indispensable, bien persuadé que si je parvenais à la produire, elle déplacerait le vice écrouelleux, résoudrait tous les engorgemens, et hâterait la cicatrisation des glandes ulcérées.... 45 demi-bains de la *Raillère* à la température de 30 degrés; des bains de vapeurs aroma- tiques, pris le soir avant de se choucher; 90 verres d'eau de la *Raillère*; l'usage continu des pilules faites avec les extraits d'absinthe, kina, gentiane, la mirrhe, l'aloës, le carbonate de fer et la poudre de valériane, et celui des potions excitantes, composées d'infusion forte de sauge et absinthe, d'eau de canelle orgée, d'éther sulfurique, de laudanum liquide et de teinture de castoreum, décidèrent au bout de 45 jours, et sans douleur, une évacuation menstruelle abondante. Les glandes du cou se dégorgèrent, le teint devint frais, les forces considérables; on continua, durant un mois, le pilules et la potion. Cette demoiselle jouit, depuis lors, de la meilleure santé.

De la vérole. Il n'existait pas de fait bien concluant qui prouvât l'utilité de nos eaux contre la maladie vénérienne, à l'époque où Bordeu cherchait à fixer les praticiens sur leurs propriétés curatives; et ce grand médecin est peut-être excusable d'avoir douté de leur vertu dans les affections de cette espèce. Déjà, à leur arrivée à Cauterets, les malades ont usé du mercure et de tous les autres médicamens recommandés contre ce vice; ils présentent alors l'image épouvantable des ravages du mal, et celle plus effrayante encore de ceux qu'ont produit les remèdes spécifiques chez des tempéramens éminemment sensibles, atteints en même temps de dartres, de scrofules, de scorbut et autres maladies héréditaires, qui contrariaient toutes l'emploi de ces moyens, ou qui exigeaient qu'on les modifiât de manière différente... Est-ce à combattre le vice actuellement existant que les eaux sont avantageuses, ou bien n'agissent-elles, dans ces cas très-graves que comme toniques? Sans doute, elles rétablissent les forces générales et celles des viscères; elles donnent à l'estomac et aux intestins l'énergie qu'ils ont perdue, et qu'ils ont de nouveau besoin pour digérer et assimiler les sucs réparateurs. Mais l'abondance d'urines chargées et fétides qu'elles procurent quelquefois; le mieux être, qui suit souvent des sueurs copieuses et infectes, porterait à penser qu'elles évacuent quelque matière étrangère à l'économie, matière dont nous n'assignerons point la nature. Dans d'autres circonstances, et ces dernières sont les plus communes, nos eaux sont utiles, en s'opposant aux mauvais effets du traitement spécifique et en favorisant la guérison ; toujours alors leur mode d'action est inappréciable ; les malades n'éprouvent ni évacuation quelconque, ni mouvemens extra-ordinaires. L'assemblage nouveau du mercure, des sudo-rifiques et des eaux minérales guérit les ulcères, les dou-leurs et tous les autres symptômes sans produire de crise sensible. Nos fontaines thermales sont encore peut-être de tous les remèdes le plus avantageux dans ces cas désespérés, résultat d'une négligence ou d'une impéritie condamnables, qu'on ne cesse d'envisager comme le pro-duit du virus siphilitique et qui ne sont amenés que par l'abus des remèdes mercuriels, la mauvaise administra-tion qu'on en fait journellement, et l'ignorance de beau-coup de médecins sur le fonds et les formes variées de ces affections, et les effets incompréhensibles du mercure sur certains tempéramens ; effets, qui simulent tous les signes d'une vérole invétérée. C'est en excitant la cir-culation, en déterminant des sueurs et des urines abon-dantes que nos sources soulagent et guérissent ; elles avi-vent ainsi toutes nos humeurs, et chassent hors du corps ce métal toujours précieux, lorsque le médecin instruit en fait un sage emploi, mais toujours préjudiciable entre les mains des charlatans et des médicastres. L'expérience prouve que l'eau de la *Raillère*, mieux que nos autres fontaines, est composée de manière à convenir à la ma-jeure partie des individus, et aux nuances diverses que ces maladies offrent presque constamment.

Un homme âgé de 45 ans ans, d'un tempérament sec et nerveux, était tourmenté, depuis quinze mois, d'une vérole complète ; des traitemens réitérés et inutiles l'avaient beaucoup affaibli. Il avait, à son arrivée à Cau-terets, des douleurs au sternum, aux jambes et un ulcère à bords calleux à l'aine droite : sa voix était rauque, sa bouche puait ; il avait parfois la diarrhée ; il était aussi dégoûté... Je suspendis momentanément l'usage de la liqueur de Vanswieten et l'onguent mercuriel, sur lequel on insistait avec force.

Je prescrivis, pour le matin et le soir, la décoction de sassafras et salsepareille, mitigée avec du lait, et édulcorée avec du sirop de gomme ; pour chaque matin à jeun, 3 petits verres d'eau de la *Raillère* en boisson ; il prit aussi des pilules composées avec les extraits d'opium, kina, gentiane et poudre de réglisse ; on nétoyait l'ulcère avec de l'eau minérale, et on le couvrait avec de la charpie sèche ; son régime était nourrissant et point échauffant. Il suffit de 15 jours pour rétablir ses forces, ses douleurs s'amandèrent aussi beaucoup. Alors je conseillai des bains un peu chauds, et la même quantité d'eau en boisson : l'ulcère fut pansé deux fois par jour avec l'onguent mercuriel ; le malade reprit un peu de liqueur de Vanswieten dans du lait. Dans 35 jours tout parut guéri ; le malade fut assez fort pour se retirer à Bayonne à cheval.

Un homme charmant, vif et d'une force remarquable, eut, à l'âge de 30 ans, un chancre au bout du gland ; il était alors à Paris. Il n'existait pas chez-lui d'autre signe de vérole. Les médecins qu'il consulta de suite, lui ordonnèrent de prendre beaucoup de tisannes apéritives, et de passer par le grand remède. Ce traitement le maigrit beaucoup, agaça ses nerfs, délabra son estomac, et lui causa des douleurs au sternum et aux épaules. Le chancre ne diminua ni ne s'exaspera. On le cautérisa, et il disparut. On engagea le malade à aller aux bains de *St.-Sauveur* pour se remettre ; ces eaux firent cesser seulement les crampes et les mouvemens convulsifs des bras. A son retour, les douleurs et les autres symptômes persistant, on lui proposa de nouveau le grand remède ; le malade s'y soumit. Augmentation des accidens ci-dessus, avec exostose considérable à un des os du carpe de la main gauche. Le régime le plus restaurant et le plus strictement suivi, aidé de quelques moyens toniques et calmans, le soulagent un peu et soutiennent, pendant trois ans, sa malheureuse existence. Un médecin fameux, lui persuade qu'il est

vérolé,

vérolé, que le mercure est nécessaire, et pour la troisième fois il consent à passer par le grand remède.... Trois
frictions dans trois jours faillirent à le tuer; ses jambes
et sa tête se gorgèrent; il avait des éblouissemens continuels; son appétit était nul; il était aussi constipé et
d'une faiblesse étonnante. Les Eaux bonnes qu'on lui
conseilla l'été d'après, ne produisirent presque pas d'effet.
Dans l'hiver, un jeune médecin jugea que le mercure
avait été improprement administré, et il attribua le mauvais état du malade à l'abus qu'il en avait fait.... Il lui
ordonna de faire un long usage du lait d'anesse, des
tisanes sudorifiques édulcorées avec différens sirops, et
quelque peu de rhubarbe et de kina en poudre. Son
appétit et ses forces se rétablirent un peu... À son arrivée
à Cauterets il était très-maigre; son teint et ses yeux
étaient jaunes, la constipation et les vertiges étaient continuels, il digérait péniblement; ses pieds étaient enflés,
sa poitrine douloureuse; il éprouvait de temps à autre des
quintes de toux sans crachats.

Je prescrivis trois petits verres d'eau de la *Raillère* en
boisson, et des demi-bains de la même source; des lavemens tous les trois jours, et tous les dix une décoction
de casse avec un peu de crème de tartre soluble; il prit
encore des pilules faites avec les extraits d'absinthe, kina,
génièvre et rhubarbe en poudre.

Au bout d'un mois, les jambes et les cuisses se cou-
vrirent d'éruptions avec prurit insupportable; les selles
furent naturelles, l'appétit extrême, les digestions aisées
et promptes; le teint devint clair, les forces devinrent
aussi considérables, les vertiges, la toux et l'enflure cessèrent; le malade promenait une heure sans être fatigué.
Il continua les mêmes moyens encore 15 jours; il fut de
mieux en mieux; il est actuellement très-bien. Malgré les
douches, les linimens résolutifs, etc., l'exostose n'a pas
totalement disparu.... Le malade fit long-temps usage aussi
du lait mitigé alternativement avec la décoction de sassafras, orge et salsepareille.   11

Dans le premier de ces exemples, l'eau de la *Raillère* agit comme tonique et altérante ; on n'aperçut chez le malade aucun signe critique ; dans le deuxième, elle agit encore comme diaphorétique et dépurative, car l'éruption qui survint aux extrémités précéda la guérison.

J'ai vu guérir aussi, par l'usage des eaux de la *Raillère* en bains, injections et boisson, des gonorrhées anciennes et des fleurs blanches de nature vénérienne ; plusieurs de ces malades avaient déjà subi divers traitemens ; le virus dans ces cas avait-il conservé toute son intégrité ? peut-être n'était-ce qu'une affection simple du vagin, etc., avec faiblesse de ces organes, etc.

Il est des affections siphilitiques au début desquelles nos eaux ne conviennent point, et pour lesquelles on les préconise trop généralement... J'ai vu trois malades atteints de gouflement aux testicules et peut-être à l'épididyme, venu à la suite de suppression d'écoulement vénérien, par des causes différentes, prendre une marche alarmante par l'usage des douches avec lesquelles nos médecins voulaient le résoudre.... Deux de ces malades guérirent par l'emploi des émolliens que l'inflammation nécessitait, par l'usage des bains de vapeurs qui rappelèrent la blénorrhagie et l'action révulsive de deux émétiques que je prescrivis le troisième jour.... Quelque fondant, quelque purgatif, les eaux et les bains de la *Raillère* achevèrent la cure. Aucun de ces moyens ni autres résolutifs et fondans ne purent guérir un troisième jeune homme aussi intéressant que malheureux ; l'engorgement est devenu squirreux ; il avait déjà pris trente douches.

Des engorgemens, obstructions et tumeurs. Ces trois états auxquels le foie, la rate, le pancréas, le mésentère, les ovaires et la matrice sont particulièrement sujets ; les uns par rapport à la laxité de leur structure, les autres par rapport aux humeurs qu'ils secrètent et qui les lubrifient, ne diffèrent que par le degré de leur intensité. L'engorgement est un embarras qui distend légèrement les organes où il se forme, et qui ne résiste que médiocrement au doigt qui le presse ; l'obstruc- tion offre une dureté manifeste où le toucher détermine quelquefois une sensation de douleur ; et le squirre est une tumeur tellement durcie et insensible, que la partie qui en est le siège semble entièrement désorganisée et privée de toute faculté vitale. Toutes les causes pos- sibles peuvent déterminer ces maladies trop fréquentes et d'une guérison difficile et très - souvent impossible. La faiblesse de ces viscères produite par des maladies antérieures, l'abus des liqueurs spiritueuses, les plaisirs de toute espèce, les passions tristes et énervantes, les travaux continus et pénibles, un état de spasme amené par un âcre quelconque, une évacuation supprimée ou une lésion exclusive de l'irritabilité ou de la sensibilité de ces organes rendent les engorgemens faciles, en s'op- posant à l'évacuation des matières qui y sont contenues ou en y fixant des oscillations fluxionnaires. Les vais- seaux lymphatiques, sanguins ou excréteurs peuvent en être le siège exclusivement ; tous peuvent être lésés à la fois et rendre la maladie plus grave.

Les engorgemens, quoique souvent produits par des causes semblables, se manifestent par des symptômes et des accidens très-différens, en raison sans doute de la sensibilité particulière de chacun de ces organes : le contraire a lieu quelquefois aussi, et l'on voit ces ma- ladies déterminer indifféremment l'ictère, des aigreurs continuelles, une fièvre lente, des dévoiemens ou la constipation ; des douleurs aiguës, constantes ou passagères dans toutes les parties de l'abdomen, à l'estomac surtout, et causer même des vomissemens fatigans, d'une guérison difficile ; la mélancolie accompagne encore certains cas d'obstructions, et l'on voit les malades sans cesse pour- suivis par les idées les plus sombres. Le succès dans le traitement offre des bizarreries pareilles, et il n'est pas toujours aisé d'en donner une raison plausible.

Des vices galeux, dartreux et autres ; des altérations différentes de la bile , du lait , des sucs muqueux et de la lymphe elle-même , existent quelquefois avec la faiblesse , l'irritation nerveuse , inflammatoire ou toute autre lésion de la sensibilité , et compliquent ces derniers élémens d'une manière plus ou moins fâcheuse. Ces causes aussi multipliées que diverses , nécessitent-elles toujours un traitement approprié ? Il faudrait les attaquer toutes, si la maladie était de formation récente ; si la partie n'était encore qu'engorgée ; si l'on prévoyait que ces causes concouraient toutes à aggraver l'obstruction ; une saignée faite à propos , une purgation réitérée , des remèdes spécifiques , l'application d'un exutoire , en combattant les principes majeurs de ces affections , arrêteraient souvent leur marche ou les détruiraient promptement, si l'on était appelé avant que le noyau n'eût acquis un trop grand développement. Mais on voit rarement à nos eaux des personnes atteintes d'obstructions récentes : pour ces maladies , comme pour tant d'autres pour lesquelles elles ont des vertus si merveilleuses , on n'y a recours qu'après avoir inutilement essayé de tous les médicamens apéritifs et fondans ; presque toujours le mal a jeté de profondes racines ; la vie est essentiellement atteinte ; les humeurs ont acquis une consistance extrême ; les solides une dureté squirreuse et une distension si forte, qu'il est presque impossible qu'ils reprennent leur dimension première , leur diamètre naturel. Est-il étonnant alors que les eaux minérales , tout comme les remèdes les plus généralement recommandés , échouent très-souvent contre ces états d'une désorganisation complète ?.... Le régime le plus strict, le traitement le plus varié restent ordinairement sans effet ; rien ne peut émouvoir ces organes inertes , et ce n'est que chez les femmes et chez les enfans , dont la mobile sensibilité et la texture délicate les rend très-impressionnables à l'action des médicamens employés, qu'on voit quelquefois de semblables désordres disparaître et guérir. Chez les hommes faits et les vieillards, lorsque ces tumeurs ont acquis une dureté et une rénitence extrêmes, elles sont presque incurables; on n'a à attendre que la fièvre, la débilité, l'hydropisie et autres maladies subséquentes.

Nos eaux conviennent-elles contre toutes les obstructions, et peut-on les employer aux différentes époques de leur développement? Ou bien, n'est-il pas un moment où elles sont toujours nuisibles? ne le sont-elles pas constamment sur-tout contre certains de leurs élémens essentiels?

Bordeu qui n'était ni enthousiaste, ni charlatan; lui qui n'avait jamais promis, par exemple, la cure parfaite d'une tumeur squirreuse, dans l'espace de quinze jours, comme certains médecins que rien ne peut corriger, et qui comptent beaucoup trop sans doute sur l'ignorance ou l'oubli des personnes qui les consultent; *Bordeu* se récriait sur les éloges pompeux qu'on faisait de leur vertu résolutive, et les disait exagérés. « Je ne sais, écrivait-il, par quelle fatalité je n'ai vu que rarement des tumeurs que nos eaux aient parfaitement et complètement fondues et résoutes; j'ai seulement vu qu'elles en ont diminué un grand nombre et fait suppurer beaucoup d'autres; c'est-là, ajoute-t-il, tout ce qu'une observation m'a pu faire découvrir. » Ce que *Bordeu* avait obervé, nous le voyons se réaliser chaque jour; mais peut-être plus heureux que lui, nous croyons en concevoir bien souvent les raisons, et l'analyse devenue lus lumineuse nous a fait distingner les cas où nos eaux thermales sont avantageuses; ceux où elles ne réussissent jamais, et ceux plus communs encore où elles soulagent sans amener une cure radicale.

Il est, comme nous l'avons déjà dit, des embarras squirreux si durs, si anciens, que nos eaux pas plus que tous les fondans connus ne sauraient enlever et guérir: si outre l'obstruction, les malades avaient encore un

tempérament cachectique ; si leurs forces étaient délabrées au point de n'être susceptibles d'aucune espèce de
réaction ; si plusieurs fonctions importantes étaient en
même-temps lésées, ces malades seraient sans ressource,
et nos eaux ne serviraient même qu'à aggraver leur état,
en déterminant des crises incomplètes, des efforts inutiles;
car la faiblesse chez ces personnes est si grande, qu'on
ne peut espérer d'obtenir ni une crise favorable, ni une
perturbation avantageuse.

Les bains, les eaux en boisson et les douches de *Bruzaud*, du *Pré* et de *Pause* guérissent d'une manière presque
sûre les obstructions simples, dont la rénitence est peu
forte, qui existent chez des individus naturellement ro-
bustes, et dont les forces sont aussi bien conservées. On
aide leur action et on hâte leur effet, en faisant prendre
les fondans et les incisifs analogues à la nature de la maladie et à la sensibilité des malades ; le savon, les extraits
et les sucs de chicorée, fumeterre, cresson, saponaire et
ciguë ; quelques sels neutres, des lavemens purgatifs, et
les purgatifs eux-mêmes sont alors les adjuvans internes
les plus utiles ; les linimens résolutifs, les emplâtres de
même vertu concourent avec un succès étonnant à amener
la délitescence. Des selles copieuses, glaireuses et autres;
des urines abondantes ; quelquefois des sueurs fétides sont
le mode critique que la nature sollicite, et que nos eaux
et les autres médicamens provoquent.

Lorsque la faiblesse des premières voies ou même la
débilité générale compliquent jusqu'à un certain degré
l'obstruction ; lorsque une cause vénérienne, écrouelleuse
ou scorbutique s'y trouve aussi, ces fontaines de même
que *César*, les *Espagnols* et le *Bois* guérissent quelquefois
ces complications fâcheuses et résolvent ces vices organiques, en perturbant violemment les viscères malades et
en déterminant des excrétions considérables de mucosités,
de glaires, de bile, de pertes sanguines et de flux hémorroïdal. On administre en même-temps les martiaux ; on

unit aux toniques les fondans actifs et les remèdes spécifiques de chacune de ces diathèses. Malgré l'utilité de nos eaux contre ces complications très-graves, il faut cependant les prendre avec circonspection, crainte d'augmenter la faiblesse qui est l'élément important, par des secousses que l'économie ne peut guère supporter. C'est dans des cas pareils que les essais et les tâtonnemens sont commandés ; c'est ici qu'ils sont indispensables, par la difficulté qu'on éprouve à se bien fixer sur la manière d'être actuelle de l'individu et le véritable état de la maladie.

La mobilité et la tendance à la réaction spasmodique accompagnent aussi quelquefois les tempéramens faibles atteints d'engorgemens et d'obstructions ; ces élémens contrarient étonnamment la cure de ces vices organiques ; ils font que les méthodes les mieux entendues échouent contre ces complications fâcheuses ; il arrive même que ces états d'une sensibilité vicieuse s'exaspèrent par l'usage des médicamens les plus efficaces. On voit fréquemment alors partout, et plus particulièrement à nos eaux où tous les cas d'affections chroniques sont très-communs, on voit, dis-je, les moyens qui ont prise sur ces amas durcis, les fondre à la vérité, mais produire en même-temps une débilité plus forte ou des accès convulsifs, et nécessiter incontinent l'emploi des toniques et de tout ce qui peut relever cet affaiblissement, et modérer et détruire la réaction nerveuse. Les indications, en cas semblable, consistent à alterner les remèdes apéritifs et fondans, et ceux de vertu tonique, calmante et antispasmodique, ou à les administrer en même-temps : les eaux de la *Raillère* possèdent cette double propriété ; leurs bains appaisent les mouvemens désordonnés des fibres, tiennent les forces dans un ton médiocre, et les obstructions y guériraient très-souvent, si cet établissement avait une douche commode, variée et tout autrement construite que celles des autres fontaines. Cette privation force les malades à avoir recours aux bains et aux douches de *Bruzaud*, de *Pause* et du *Pré* qui n'ont pas, pour ce genre d'affections compliquées, les propriétés requises.

La suppression de certaines évacuations sanguines ou autres, et l'abus des fébrifuges, causent souvent chez les personnes jeunes, vigoureuses et sensibles, des obstructions effrayantes par leur dureté et leur extrême grosseur. Presque toujours chez ces malades la phlogose ou l'irritation nerveuse suivent ces engorgemens monstrueux que caractérisent la douleur, la chaleur et un véritable état fébrile. En vieillissant, ces affections perdent beaucoup de leur intensité; mais conservant quelque chose de leur manière d'être primitive, il arrive constamment que l'éréthisme nerveux ou inflammatoire contrarie l'emploi de tous les moyens incisifs et fondans, et nécessite, pendant leur usage ou même long-temps avant, l'emploi des eaux. Tout ce qui peut adoucir, calmer et combattre ce surcroit d'énergie vitale des organes internes; les saignées générales ou par les sang-sues; les bains tièdes, les lavemens émolliens, les boissons abondantes et de même vertu doivent toujours précéder l'usage des douches, des résolutifs actifs, des apéritifs désobstruans. On doit même continuer de les administrer de concert, afin de prévenir une trop forte excitation, et de favoriser l'évacuation de ces matières agglutinées et devenues squirreuses. C'est pour des obstructions de cette nature et pour détruire cette irritation importante, qu'on envoie habituellement dix, douze jours et davantage les malades à la *Raillère*, à *St.-Sauveur*, avant d'essayer les douches et l'eau en boisson des autres sources, dont la vertu stimulante et tonique pourrait exaspérer cet élément secondaire, retarder la résolution des engorgemens ou la rendre impossible; quelque complication qu'il y ait encore, cette phlogose existante ou cette disposition à la réaction nerveuse ou inflammatoire est une chose essentielle, et il faut la guérir avant de pouvoir employer aucun médicament fondant, résolutif et spécifique. Mais toutes les obstructions ne comportent point cette réserve ; ce n'est pas une chose absolument nécessaire, comme les routiniers veulent le faire accroire : il n'y a que l'existence de ces élémens concomitans qui puissent commander ces tâtonnemens, dans cette circonstance, très-sages.

Une demoiselle de 12 ans, dont la rate monstrueusement gorgée avait commencé à s'obstruer, il y avait 4 ans, à la suite de beaucoup de kina qu'on fût forcé de lui donner pour arrêter une fièvre à accés pernicieux, éprouvait à son arrivée à Cauterets, outre le développement de cet organe, une fièvre lente continue avec exacerbations le soir ; des ecchymoses nombreuses, des hémorragies des gencives et du nez fréquentes et d'un sang décoloré ; une haleine puante, ne laissaient aucun doute encore sur l'existence d'un vice scorbutique. Son corps était jaune et d'une maigreur extrême ; sensible à l'excès, elle était sujette aussi aux convulsions ; le foie était habituellement douloureux quoique rien n'y fît présumer un obstruction.

Vingt bains de la fontaine la *Raillère* à 28 degrés de température, et 42 verres d'eau de cette source coupée avec un peu de sirop antiscorbutique ; du petit lait et du jus de cresson, becabunga, cochléaria, pissenlit et saponaire avec l'acétate de potasse arrêtèrent la fièvre, rendirent le teint meilleur ; les épistaxis furent plus rares, le sang était plus consistant et moins décoloré ; les ecchymoses disparurent en partie..... Je crus alors pouvoir lui prescrire les eaux de *Pause* ; 14 petits verres d'eau aiguisée avec la même dose de sirop antiscorbutique ; 7 bains et autant de douches de cette fontaine augmentèrent le mieux. Le jour d'après et le 9.me surtout la douleur du foie devint plus aiguë ; il y eut fièvre et hémorragie nasale, migraine avec nausées : les lavemens, la crème de tartre avec le petit lait et les bains de la *Raillère* rétablirent le calme, et la petite malade recommença l'usage des eaux de *Pause....* Ces moyens tour à tour cessés et continués

pendant un mois encore guérirent les accidens et rame-
nèrent les forces.... La rate était devenue plus souple,
et quelques selles très-fétides, naturellement survenues,
avaient paru la diminuer un peu ; elles promettaient un
mieux plus sensible, lorsque la malade fut obligée de
quitter Cauterets.... L'eau de la *Raillère* en boisson, en
bain et surtout en douche, eut produit un dégorgement
plus fort et prévenu l'irritation que *Pause* causa. Combien
de malades n'ont-ils pas été dans le cas dont je viens de
parler !

Tout ce que j'ai dit sur les obstructions prouve donc
clairement qu'il est d'une absolue nécessité de connaître
les principes essentiels qui les composent ; de savoir juger
ceux qui ne sont que secondaires et d'une moindre importance ; d'apprécier encore les moyens qui peuvent seuls
les résoudre ou les modifier, et les voies d'excrétion que la
nature a choisi, afin de la seconder, ou d'en provoquer
de plus avantageuses en intervertissant sa marche nuisible.

Je viens de démontrer dans quel cas d'obstructions nos
différentes fontaines minérales peuvent être utilement
employées, et la manière variée dont elles agissent contre
ces congestions quelquefois monstrueuses. Si ce que j'en
ai raconté, d'après l'observation, ne laisse plus de doute
sur la propriété délayante, incisive et résolutive de
nos sources thermales ; si j'ai prouvé qu'elles ne guérissent les engorgemens, à quelque degré qu'ils soient,
qu'en excitant dans la partie qui en est le siége ou dans
les organes avec lesquels ils sympathisent, un vrai travail
critique, un état réellement fébrile ; j'ai démontré aussi
qu'il faut toujours aider leur action par tous les moyens
que le régime et la thérapeutique possèdent. Je termine
en avertissant les malades de s'armer de beaucoup de
patience ; il faut ordinairement un très long-temps pour
guérir des obstructions invétérées.

De la paralysie. Cette affection dont l'essence est
inconnue, est-elle toujours de même nature ? est-elle

simple, composée, compliquée, et alors les élémens qui la constituent trouvent-ils dans quelqu'une de nos fontaines minérales un médicament efficace ?

Dans quelques cas, une lésion exclusive et héréditaire des propriétés de la vie peut seule produire la suspension, la diminution ou la cessation de l'action musculaire et de la sensibilité, particularités qui caractérisent l'impuissance de se mouvoir ou la paralysie.

Plus souvent cette lésion inconnue et cachée est mise en jeu par une désorganisation du cerveau, de la moelle épinière, des nerfs et des fibres, des muscles eux-mêmes, insensiblement amenée par des fluxions déviées, des évacuations supprimées, l'abus de certains métaux, les passions violentes, les plaisirs excessifs et les coups de différente espèce.

Sans disposition spécifique ou héréditaire, cette infirmité suit quelquefois aussi les congestions cérébrales... Ces états successifs et d'une grande importance sont presque toujours des effets sensibles d'embarras dans les premières voies produits soit par des excès dans le manger, soit par des suppressions considérables de transpiration ; et ces causes saburrales et autres d'une vertu active, déterminent assez fréquemment cet affaissement du cerveau et des muscles, pour avoir fait penser à *Bordeu* que toutes les paralysies qui n'étaient point idiopathiques, étaient nécessairement amenées par une pléthore stomacale.

L'énervation profonde de certains organes ou l'excitabilité extrême des systèmes vasculaire, nerveux et musculaire, en favorisant les oscillations fluxionnaires, facilitent encore les congestions de différente espèce et causent ainsi très-souvent la paralysie. Cette atonie quelquefois radicale est ordinairement le résultat de maladies antérieures long-temps négligées ou que de mauvaises manœuvres ont fait dégénérer.

Un état nerveux, une tendance aux spasmes, des affections spécifiques peuvent compliquer les élémens ci-dessus, augmenter leur intensité et nécessiter qu'on apporte quelque modification dans le traitement rationnel ou perturbateur, les seuls, pour ainsi dire, dont on puisse faire une heureuse application. Le degré d'intensité de la lésion des nerfs et des muscles ou des propriétés de la vie, établit encore une nuance essentielle dans les diverses paralysies et par conséquent dans les remèdes curatifs. Nos eaux différentes peuvent sous ce rapport convenir exclusivement, chacune dans certains cas donnés qu'il n'est pas facile de bien déterminer.

Une sensibilité vicieuse, un état pléthorique, une congestion saburrale qui compliquerait l'impuissance musculaire en commandant les évacuans et les saignées, se trouveraient très-bien aussi des demi-bains et des eaux de la *Raillère*; les douches de cette fontaine détruiraient sans aucun doute l'apathie de ces organes ; mais ce secours n'est point offert à ces malheureux paralytiques; cet établissement n'en possède point encore.

L'hérédité paralytique que mettent en jeu toutes les causes physiques et morales pourrait être avantageusement combattue, et ses effets terribles prévenus par l'usage de nos eaux, soit en provoquant la sortie de quelque matière acrimonieuse par les voies d'excrétion naturelles pour lesquelles elles ont des vertus si vraies, soit en déterminant des secousses violentes, des ébranlemens perturbateurs qui rompraient toute disposition vicieuse, ou peut-être encore en fortifiant le cerveau et tout le système des nerfs. Mais l'ignorance où nous sommes sur sa nature et sur les signes dont elle s'accompagne, s'oppose à ce que nous conseillons nos eaux ni tout autre moyen curatif, quoique nous pressentions davance leur utilité et que nous concevions leurs effets, comme nous venons de le dire.... On ne peut au reste mettre en doute l'hérédité paralytique, lorsque l'on sait que des personnes d'une même famille ont tour à tour éprouvé des accidens de cette espèce depuis plusieurs générations.

Nos sources de l'est actives à des degrés différens, et les eaux du *Pré* et du *Bois* parmi les fontaines du sud, sont d'un avantage incomparable dans les paralysies où les nerfs et les muscles semblent énervés et sans force ; dans celles encore où le système musculaire n'est susceptible d'aucune ou de très-peu de réaction, et lorsque des amas bilieux ou de toute autre nature de l'estomac ou des intestins, paraissent non pas favoriser les congestions viscérales et la gêne des mouvemens vitaux, mais concourir à aggraver l'engourdissement des organes essentiels et rendre toute la locomotion difficile ou impossible... Quoiqu'il faille, dans cette espèce, réveiller l'énergie éteinte ou assoupie des muscles et des nerfs, la prudence veut qu'on produise des agitations progressives et qu'on accoutume peu à peu les membres lésés à l'action différente de nos eaux minérales ; on commencera donc par les eaux de *Pause* et du *Pré* pour passer successivement à leurs voisines plus minéralisées et plus chaudes.

Ces eaux en boisson, bains et douches produisent quelquefois le résultat qu'on souhaite, sans qu'on puisse saisir le moindre trouble critique, sans augmenter ni la transpiration ni les urines ; le malade sent seulement sa machine se remonter, ses forces s'accroître, ses mouvemens devenir plus aisés et plus faciles. Plus souvent elles occasionnent des désordres graves, des réactions extrêmes, des mouvemens désordonnés, des fièvres violentes que suivent des évacuations copieuses. Ces troubles avant-coureurs d'un état meilleur ou d'une guérison parfaite, aggravent tous les accidens dans quelque cas, en épuisant de plus en plus les forces des malades ; cet état d'orgasme et d'agitation considérable peut nuire aussi, en facilitant les congestions au cerveau et l'apoplexie.

On doit pressentir de quelle utilité peuvent être l'arnica, l'alkali volatil, les huiles essentielles, et tous les autres remèdes toniques et stimulans employés en même-temps que les eaux minérales dans les paralysies avec débilité générale.... L'électricité, dont l'extrême énergie ne peut être assimilée à aucun autre moyen excitant, serait ici très-souvent avantageuse ; en modifiant et rectifiant sa manière d'agir propre, nos eaux thermales rendraient son emploi plus utile qu'il ne l'a été, lorsqu'on s'en est servi isolément.... On doit de même, pour les autres espèces de paralysies composées et compliquées, faire concourir l'usage des moyens évacuans, calmans, antispasmodiques, etc.

De l'asthme. On voit à Cauterets, chaque saison des eaux, une infinité de personnes atteintes de dyspnée, d'oppression à la poitrine et de beaucoup d'autres phénomènes qui simulent l'asthme lui-même ou qui ne laissent aucun doute sur son existence, mais qui n'éclairent pas toujours sur sa véritable origine.... Cette gêne constante dans la respiration qui s'aggrave parfois et d'une manière périodique chez la majeure partie des malades, reconnaît-elle dans tous les cas une cause identique, comme semblerait l'indiquer la dénomination générique de cette maladie; comme le feraient surtout penser les médecins qui envoyent tous les asthmatiques à *César*, et qui supposent sans doute à cette source des vertus spécifiques curatives de cette affection singulière et compliquée?

La différence depuis long-temps aperçue d'un asthme sec avec un asthme humide, différence qui porte sur des choses certaines, suffirait seule pour faire condamner les prescriptions banales de ces médecins routiniers qui, jugeant toujours cette gêne des poumons de nature semblable, conseillent aussi constamment notre fontaine de *César*, si nous n'avions d'autres raisons pour rejeter une erreur aussi préjudiciable.

La dyspnée continuelle qui reconnaît pour cause une désorganisation grave du poumon, du cœur, de ses vaisseaux ou des membranes qui les enveloppent, trouvent rarement un secours utile dans nos eaux minérales. Quel changement en effet doit-on espérer de l'action de ces sources, tout comme de tout autre moyen, lorsque une conformation vicieuse du thorax, un polype énorme du cœur, un œdème intense du poumon, des tubercules multipliés ou une ulcération considérable de cet organe, produisent les diverses orthopnées et les mille et un symptômes dont elles s'accompagnent? Dans ces cas effrayans, les malades n'ont de soulagement à attendre que de l'usage d'un régime austère et de l'emploi de médicamens d'une activité médiocre, mais appropriée à leur sensibilité et à la nature de leurs altérations. Nos eaux minérales sont sans vertu; elles ne peuvent du moins guérir ces dérangemens organiques; tout au plus si elles concourent à éloigner les spasmes qui aggravent ou déterminent les accès, et dont la formation rend cette maladie quelquefois périodique.

Une faiblesse relative des poumons, en y rendant les congestions faciles, est quelquefois la seule cause de ces dyspnées perpétuelles qu'entretiennent la surabondance d'humeurs muqueuses, et qui, sous bien des rapports, peuvent être assimilées à des vrais catarrhes. Presque toutes nos sources, par leur vertu expansive, incisive et tonique, conviennent contre la faiblesse radicale de ce viscère et les résultats fluxionnaires qu'elle y fixe : mais l'idiosyncrasie des individus, leur disposition plus ou moins prononcée aux spasmes, à l'irritation vasculaire sanguine et bien d'autres maladies dont ils sont atteints et qui modifient leur manière d'être à l'infini, s'opposent à ce qu'on les emploie indifféremment; c'est dans des circonstances semblables que chaque fontaine a des vertus exclusives qu'on ne peut méconnaître sans danger... Le succès dépend du choix judicieux que le médecin fera.

Un homme maigre et vif, âgé de 45 ans, sujet depuis long-temp à un asthme qu'avait produit toutes les causes débilitantes, éprouva un grand soulagement de l'usage des eaux de *Pause* et *César*; sa respiration devint aisée à la suite de crachats abondans et d'urines copieuses et chargées

que ces eaux déterminèrent du 15.me au 20.me jour : sa
tête alors devint douloureuse, son sommeil agité ; il ressentait aussi des crampes aux jambes et des anxiétés
générales. Le malade se retira fort à propos et passa
l'hiver sans crise. La fièvre, peut-être le délire, l'irritation
la plus violente enfin fut nécessairement survenue s'il eut
continué de boire et de se baigner à cette source. Revenu
l'année d'après, il vint me consulter et me raconta tout
le succès qu'il avait retiré des eaux de *Pause*, etc., et les
accidens qu'elles avaient aussi déterminé. Je prescrivis
avec le régime adoucissant, des demi-bains à la *Raillère*
et deux verres d'eau de cette fontaine : dans le jour et le
soir en se couchant, le malade prenait encore quelques
cuillerées d'un julep incisif et calmant. Après un mois
d'usage de ces moyens combinés, il se retira avec un
appétit vorace, libre de sa respiration et sans qu'il eut
apparu aucun phénomène nerveux.

N. B. Deux verres d'eau de *Pause* et demi-verre de
celle de *César*, pour lesquelles le malade conservait la
plus grande reconnaissance, lui causèrent un jour une
grande ardeur à l'estomac et rendirent ses urines rouges
et épaisses ; le sommeil fut agité toute la nuit.... Elles
eussent fait alors plus de mal que l'année précédente,
attendu que le malade était mieux portant et par conséquent plus susceptible de réaction.

Si outre la faiblesse des poumons et les congestions
d'humeurs dont cette débilité favorise l'accumulation, la
dyspnée reconnaissait encore pour cause essentielle l'existence d'un vice spécifique ; qu'elle fut aussi survenue ou
seulement exaspérée à la suite d'autres maladies supprimées, comme ulcères desséchés, hémorroïdes habituelles
arrêtées, etc. ; toutes nos thermales guérissent ou amendent
ces affections, en produisant des mouvemens d'expension
qui rompent l'habitude fluxionnaire, en corrigeant la nature
des âcres qui compliquent les élémens essentiels ou qui
les constituent seuls, en les évacuant par toutes les voies
d'excrétion

d'excrétion possibles, et ce qui surtout est bien avantageux, en fortifiant l'estomac et le poumon lui même, de
manière à rendre toute nouvelle orthopnée tardive ou
difficile. La diversité des tempéramens, le plus ou moins
de mobilité des individus atteints, et une immensité de
circonstances qu'on ne peut assigner, déterminent selon
le cas, le choix de telle source et la manière d'en faire
usage : le fait suivant convaincra de l'importance de ces
considérations, en faisant voir qu'un temps bien court
suffit pour changer de tout en tout notre sensibilité, ou
pour dénaturer les affections de manière à prouver que
ce qui fut utile hier, est préjudiciable actuellement.

Un officier de marine devenu asthmatique dans les pri-
sons d'Angleterre, arriva à Cauterets, et but chaque jour
plusieurs verres d'eau de *Pause* et *César* : il en obtint un
grand soulagement: l'expectoration fut facile et abondante
tout l'hiver, l'oppression presque nulle ; il n'essuya point
d'accès non plus.... Il revint l'année suivante pour terminer, disait-il, sa guérison.... Le malade prit, pendant 8
jours, la même quantité d'eau de ces deux fontaines (8
verres chaque jour.) Mais, soit que la sensibilité du
malade, ou l'état de l'affection s'y opposassent ; soit qu'un
état nerveux plus intense, qui compliquait l'oppression ,
rendit leur effet plus dangereux ; soit encore qu'un embarras gastrique qui existait alors, eut exaspéré l'asthme
et contrarié l'action des eaux minérales ; la maladie principale fut aggravée et il survint fièvre, douleurs de reins,
ardeur d'urines, un point au côté gauche et tous les signes
d'un état saburral bien manifeste. Le malade répugna
quelques jours à se faire vomir ; ce retard lui fut nuisible.
Ensuite les évacuans augmentèrent toujours l'oppression,
la faiblesse, les congestions et l'engouement de l'organe
pulmonaire.... Deux vomitifs légers, deux pintes de tisane
laxative et quelques béchiques, guérirent ces complications
fâcheuses.... Des toniques, des diurétiques doux et l'air
de la vallée d'*Argellez* (où j'envoyai le malade), hâtèrent

sa convalescence; ayant recommencé de boire ses eaux médicinales, il ne put supporter celles de *Pause*, de *César*, ni pures, ni coupées, ni à petite dose; celles de la *Raillère*, etc., lui causèrent des pesanteurs à l'estomac et un dévoiement considérable.... *Mauhourat* seul lui fit du bien; son estomac se remonta, sa respiration devint aisée, ses forces meilleures, les crachats moindres, les urines copieuses: le dixième jour, il survint des boutons avec prurit aux jambes: le froid rigoureux força le malade à se retirer.

En régularisant les fonctions; en produisant sur la peau et autres organes des impressions particulières; en agissant sur les poumons, jusqu'au point de rompre cette disposition vicieuse qui rend susceptible de contractions imminentes et de longue durée; en déterminant des mouvemens d'expansion considérables, et par suite des excrétions d'humeurs copieuses et quelquefois chargées; nos eaux éloignent les accès d'asthme convulsifs, et rendent leur formation embarrassée, en contrariant l'appareil des oscillations désordonnées qui le constituent.... La *Raillère* possède contre cet état hystérique ou nerveux, les propriétés combinées requises; mais l'air vif de nos montagnes, toutes les circonstances du régime et des complications maladives funestes, rendent presque toujours ses vertus inutiles; et ces sortes d'asthmatiques n'en retirent presque jamais aucune espèce de succès.

N'est-il pas permis de penser que, dans toutes les espèces de dyspnées, ce vice de la sensibilité nerveuse joue un rôle important? pour moi j'en suis si persuadé, que je ne conçois pas un attaque d'asthme possible sans cette concomitance; nous ne pouvons pas douter au moins, qu'il faut pour qu'elle s'effectue, beaucoup au-delà d'une désorganisation des poumons et des autres organes contenus dans le thorax; la présence de plusieurs molécules étrangères d'une propriété irritante bien reconnue, ne suffit pas non plus pour la déterminer; car, très-souvent la respiration reste intacte chez des gens atteints de tubercules aux poumons, d'abcès dans ces viscères, etc. : du moins n'est-elle pas toujours dérangée ; cela ne devrait-il pas être toutefois, si ces altérations en étaient les causes exclusives ?.... Tout semble réuni à Cauterets avec nos eaux, pour déraciner l'existence de ces élémens qu'on ne peut envisager bien souvent que comme des modifications vitales.

Hydropisies. Négligeant les dénominations banales, vaines et fastidieuses des maladies qui ne donnent des phénomènes dont on s'occupe que des idées toujours incomplètes et quelquefois fausses, nous ferons pour les hydropisies comme pour les affections dont nous avons déjà parlé; nous tâcherons de nous élever par une analyse stricte et lumineuse, à la connaissance importante des causes premières et des combinaisons qui peuvent y exister, afin de fixer les praticiens sur les vertus réelles de nos fontaines minérales, contre les élémens dont elles sont formées, et les mettre en position de les prescrire avec avantage, ou de ne pas bercer les malades d'un faux espoir.... Malheureusement on ne voit presque constamment à nos eaux que des hydropisies incurables, des malades reduits au dernier degré, d'une débilité profonde, en proie à des douleurs cruellement variées, et chez lesquels les collections aqueuses ont fini par s'associer des désorganisations graves des viscères importans, qu'il n'est donné à aucun remède connu de guérir, ni même de soulager.

Des hydropisies effrayantes tiennent quelquefois à des causes légères qu'on peut faire disparaître aisément, s'il est possible d'en reconnaître les véritables élémens, et de ne pas s'en laisser imposer par cet appareil de phénomènes que notre esprit juge presque toujours le résultat de quelque grande altération organique ou vitale.

Souvent chez des personnes bien portantes, des spasmes de toute la surface cutanée, réfléchis jusqu'aux organes sécrétoires ou excrétoires, en interceptant toute espèce d'évacuation habituelle, peuvent déterminer instantané- ment et déterminent en effet des leucophlegmaties, des véritables anasarques , des amas aqueux intérieurs que l'application de moyens simples peut de suite guérir, si toutefois cette application est facile..... L'impression de l'eau froide sur un corps en sueur ou très-chaud, n'amè- ne-t-elle pas souvent ces désordres singuliers ? des bains chauds aidés dans leur action par des remèdes diaphoré- tiques et diurétiques, en détruisant ces spasmes, suffiraient toujours pour rétablir la marche des mouvemens naturels, et procurer le dégorgement de ces amas liquides.... Ces contractions vicieuses des orifices des vaisseaux exhalans et absorbans, lorsqu'on n'a rien fait pour les faire cesser, peuvent persister long-temps et céder encore à l'admi- nistration de ces moyens avantageux. Une trentaine de bains à la *Raillère* à 30 degrés, et 120 verres d'eau de *Mauhourat* (le malade n'ayant pu digérer celles de la *Raillère*), guérirent un jeune homme atteint d'anasarque depuis trois mois, pour avoir supporté une pluie froide en marchant et ayant très-chaud.... On aida les eaux par quelques diurétiques et des frictions sèches et légères à la peau ; les premiers bains causèrent la fièvre et un prurit sur tout le corps ; des sueurs et des urines copieuses survinrent ensuite, et tous les accidens disparurent. Par une sympathie de la peau avec l'estomac, peut-être aussi par faiblesse de cet organe ou par un état nerveux de ce viscère, le malade vomissait souvent ses alimens et des glaires acides ; nos eaux calmèrent les douleurs épigas- triques, rendirent l'appétit bon et les digestions aisées.

Souvent aussi , outre l'hydropisie et une manière d'être particulière du système absorbant ou des divers viscères qui la favorisent ou la causent exclusivement, certains tempéramens portés à la réaction, sujets à des mouvemens convulsifs fréquens, à des migraines ou autres douleurs continuelles , trouvent dans la source de la

Raillère en boisson, bains ou demi-bains, un médicament utile ; car en calmant l'état vicieux de la sensibilité nerveuse, en appaisant la trop vive irritation des solides, elle facilite des crises naturelles, ou dispose l'économie à retirer des remèdes indiqués le succès qu'on en attend, et dont l'emploi avait été jusqu'à ce moment inutile ou dangereux, par rapport à ces complications qu'on dédaignait.... Si ces individus irritables étaient de plus atteints de goutte, de rhumatisme, d'un vice dartreux, galeux, etc., la *Raillère* leur conviendrait encore ; en ménageant leur mobilité, elle corrigerait ou diminuerait l'âcre de ces diathèses, et évacuerait par les urines, la transpiration ou les crachats, et leur produit, et les eaux corrompues dont la formation est augmentée par elles.

Les eaux de *Pause*, du *Pré*, et pour certaines idiosyncrasies dont il n'est pas aisé de donner une idée, celles de *César*, des *Espagnols*, du *Bois*, rempliront toutes les indications ci-dessus, feront disparaître tous ces symptômes, chasseront du corps le résultat de ces vices spécifiques, atteindront même l'hydropisie dans ses principes essentiels chez les malades naturellement relâchés, devenus comme cachectiques, mais chez lesquels toutefois l'économie n'est pas encore parvenue à ce dernier degré de relâchement, ou lorsqu'avec cette faiblesse extrême il se trouve une inégalité d'action concentrée sur un organe particulier ; alors ces eaux stimulent tous les systèmes, perturbent les organes et finissent quelquefois, en déterminant des mouvemens d'expansion, par produire des évacuations copieuses, un état fébrile considérable, et l'équilibre dans les fonctions détruites ou perverties.

Une dame de 66 ans, vive, irritable, en proie à des chagrins violens, naturellement catarrheuse, eut la gale, et sans préparation aucune, chercha à la guérir par des frictions avec la pommade citrine. Deux mois après, enflure avec douleur à la cuisse et à la jambe droites, furoncles au bras et au dos... Accidens guéris ou appaisés par l'usage quelque temps continué des tisanes sudorifiques et des pilules gourmandes. Sujette depuis lors à des érysipèles cruels, vagues, à des éruptions avec prurit, à tous les signes d'un hydrothorax.... Cinq fois dans huit années, les eaux de *Pause* en boisson, demi-bains, secondées par les décoctions de bardane et patience avec l'acétate de potasse, le petit lait, etc., ont guéri la malade en procurant des urines chargées et copieuses; des crachats jaunes, fétides et abondans; l'enflure des extrémités inférieures et beaucoup de furoncles avec prurit insupportable.... Cette femme, dont l'âme est toujours peinée, éprouve bien par intervalles quelque éruption de mauvaise nature, quelque érysipèle ; mais la poitrine n'a plus été malade.

Nos fontaines minérales sont donc un secours avantageux ou un remède exclusivement utile, lorsqu'un état spasmodique ou une débilité réelle frappe les orifices des vaisseaux exhalans et absorbans, et met obstacle à la sécrétion et à l'excrétion des humeurs animales; lorsque des nerfs délicats et irritables, ou l'existence de certains élémens étrangers aux hydropisies ordinaires les compliquent, et s'opposent fortement à l'effet des médicamens directs que ces amas monstrueux nécessitent ; lorsqu'aussi, une atonie de tous les systèmes paralyse leurs fonctions ou les dénature, et donne lieu à ces habitudes cachectiques, à ces constitutions aqueuses qui facilitent et les congestions hydropiques de tous les organes, et mille autres maladies à élémens semblables et d'une guérison aussi difficile.... Mais sont-ce là les élémens les plus redoutables des hydropisies rebelles, et suffit-il pour les guérir d'exciter les forces vitales et de solliciter à d'heureuses réactions des organes altérés et foncièrement viciés? on ne peut dans ces cas malheureux se servir de nos eaux minérales, tout comme des autres remèdes apéritifs, diaphorétiques, etc., que pour atteindre des élémens secondaires qui pourraient s'y trouver..... Les évacuans actifs et les médicamens spécifiques deviennent d'ailleurs indispensables pour enlever les causes essentielles qui rendent les hydropisies eternelles.

Une dame, âgée d'environ 65 ans, d'un caractère doux, sensible, s'inquiétant pour les plus petites choses, sujette depuis la cessation de ses mois à des hémorroïdes et à des coliques fréquentes, finit, malgré l'emploi de beaucoup de remèdes sagement prescrits, par avoir les extrémités inférieures infiltrées; le bas-ventre le devint aussi; sa figure et son corps changèrent de couleur. Envoyée à Cauterets pour y boire les eaux de la *Raillère* et se baigner à la même source, et prendre à la fin les eaux de *Mauhourat*, elle vint me consulter; l'engorgement des extrémités était considérable; la fluctuation rendait l'ascite sensible; son pouls était fréquent et petit; elle avait des migraines habituelles; sa peau était sèche, ses urines et ses selles rares et peu copieuses; l'appétit nul; il existait en même-temps d'autres signes d'une affection gastrique.

Un demi-bain à la *Raillère* augmenta les anxiétés et l'enflure; deux petits verres d'eau de cette source furent rejettés par le vomissement; il y eut chaleur et fièvre.

La diète, les lavemens et une boisson apéritive rappelèrent le calme.

Le quatrième jour, je prescrivis 20 gros d'ipécacuanha; elle vomit deux fois abondamment et poussa plus de 15 selles liquides d'une fétidité insupportable; les urines devinrent copieuses et chargées; l'enflure diminua. Ce que je n'avais que pressenti devint alors très-sensible, et je pus reconnaître des obstructions manifestes à la rate et au mésentère; le foie était douloureux.

J'insistai pendant 15 jours sur les lavemens, les pilules de Bontius, *fractâ dosi*; pour boisson, de l'eau de chiendent nitrée; tous les phénomènes s'améliorèrent, l'appétit devint bon, les digestions restaient pénibles; l'eau de la *Raillère* et celle de *Mauhourat* aiguisées avec du vin scillitique, des demi-bains au *Pré* et des douches de six minutes de la même fontaine, en déterminant des urines et des selles continues, diminuèrent de beaucoup les embarras gastriques, rendirent les forces très-bonnes et firent disparaître toute espèce d'enflure.... Les apéritifs continués, de même que des doses légères de pilules de *Bontius*, etc., achevèrent la guérison. La malade ne se nourrit jamais que de soupe, bouilli, grillé et rôti.

.. J'ai vu l'eau de *Mauhourat* produire des effets miraculeux dans deux autres cas d'hydropisies venues à la suite d'embarras des viscères, bien plus compliqués que ce dernier.... Les bains ni les douches ne peuvent dans bien des circonstances être conseillés en raison de la grande faiblesse qui existe chez les malades. Bien des médecins ont été quelquefois surpris de ce que je les défendais alors, et de ce que je remplaçais leur action dangereuse par celles des frictions sèches, de quelques toniques à l'intérieur, des moyens évacuans hydragogues, etc.; le succès a fini par les convaincre.

L'air, l'exercice, les distractions, l'absence de toute affaire, le régime, les liaisons qu'on fait aux eaux, concourent avec elles à détruire l'état particulier des humeurs, et à leur rendre la ténuité et la douceur qu'elles ont perdues; à donner la souplesse aux organes, à rétablir l'action et la perméabilité des pores, à régulariser les fonctions et par suite l'équilibre des forces. Il est bien peu de moyens pharmaceutiques d'une utilité aussi grande; il n'en est aucun qui puisse remplir plus d'indications à la fois et avec autant d'avantage.

Des diarrhées. Ces dévoiemens réitérés, de nature et de couleur si différentes, qui sont dans certains cas ou exclusivement symptômatiques ou critiques, et très-souvent encore *maladie essentielle*, guérissent-ils à nos eaux, ou bien n'est-il pas des circonstances où ce moyen est sans vertu et même nuisible?

Nos eaux ne sont jamais prescrites quoique très-souvent avantageuses contre ces cours de ventre abondans, compagnons inséparables de certaines maladies aiguës, ou

résultat ordinaire et nécessaire d'une surcharge des premières voies que guérissent toujours les remèdes généraux,
la diète, l'usage des boissons copieuses, etc., et qu'il ne
faut pas toujours guérir, attendu que ces évacuations
alvines sont elles-mêmes critiques d'autres élémens importans.

Elles sont rarement conseillées aussi dans ces cas de
diarrhées prolongées qu'on juge salutaires, d'après l'idée
où l'on est, qu'elles expulsent hors du corps certains
miasmes nuisibles, quoique très-utiles contre la faiblesse
des voies digestives qui les entretient, la débilité générale
qui les favorise, et très-propres encore à porter dans d'autres
points de l'économie, les mouvemens fluxionnaires que
l'habitude fixait au bas-ventre et qui travaillait à les éter-
niser ; les bains chauds, des douches légères sur tous les
points et quelques verres d'eau minérale, concourent à
guérir ou guérissent seuls ces déjections, en fortifiant les
intestins et régularisant les oscillations nerveuses. Très-
souvent alors l'eau de la *Raillère* est à préférer à toutes
nos autres fontaines minérales. C'est encore elle qui convient généralement, lorsqu'à la suite des spasmes aux
orifices cutanés, de faiblesse dans ces organes, ou d'une
véritable obstruction de ces vaisseaux exhalans, la matière
de la transpiration est refoulée vers les intestins, et produit
des selles séreuses, douloureuses, fréquentes, etc. Peut-
être dans ces cas, la matière n'est-elle pas rejetée sur les
voies gastriques, comme on le dit vulgairement, comme
il est si naturel de le penser ; et ces évacuations ne sont
que l'effet d'une excitation sympathique de la membrane
muqueuse, résultat du travail qui s'opère à la surface....
Les bains chauds de cette fontaine, de même que son
eau en boisson, déterminent des mouvemens de diapho-
rèse avantageux, donnent du ton aux intestins et hâtent
même quelquefois la guérison de ces désordres en cau-
sant des flux d'urines considérables.

Pause, le *Pré*, *Mauhourat*, etc., produisent souvent

de ces effets heureux, dans de pareilles maladies, chez des personnes moins sensibles, moins irritables et d'une habitude comme cachectique. J'ai vu une femme retirer des eaux de *Pause*, du *Pré* et de *Mauhourat* des effets malheureux de leur administration ; il survint douleurs, fièvre et météorisme ; après l'emploi de quelque adoucissant, la *Raillère* la soulagea d'abord et puis la guérit.

Dans ces dérangemens d'excrétions muqueuses ordinaires et indispensables, bien des circonstances concomitantes peuvent empêcher que nos eaux ne soient favorables ; elles peuvent faire aussi qu'elles soient toujours nuisibles. Une susceptibilité nerveuse, imminente, une phlogose à différens degrés du foie, de la rate, du pancréas, du mésentère et des intestins eux-mêmes, ou toute autre maladie de ces organes d'une solution contraire, comme obstructions compliquées, érosions graves ou présence d'âcres qu'il est impossible de reconnaître, sont les affections les plus ordinaires qui établissent des contrindications puissantes. La *Raillère* est celle de nos fontaines qui offrira toujours le moins de désavantage ; mais pour elle comme pour toutes les autres, il est essentiel de se rappeler ici tout ce que nous avons dit de leurs vertus aux articles *phthisie pulmonaire* et *obstructions*.

Il n'en sera pas de même, lorsque ces diarrhées opiniâtres suivies de fièvres erratiques et d'atrophie, sont non seulement le résultat de ces altérations funestes des viscères de l'abdomen, mais aussi les effets malheureux de la tristesse, des chagrins prolongés et autres passions systaltiques auxquelles les malades se sont long-temps abandonnés.... Presque toujours alors, l'économie est délabrée, les facultés sont anéanties, la débilité est l'élément essentiel de ces dévoiemens ruineux, et ces personnes ont tout lieu d'espérer d'être soulagées par nos eaux différentes. Que n'ont-elles pas de même à attendre du climat, d'un régime tout différent, des amusemens et des distractions qui y sont réunies, des impressions variées que font sur leurs âmes nos montagnes diverses! tout concourra dans ces lieux à appaiser le trouble d'une sensibilité exaltée, à faire cesser la faiblesse qui le favorise si fort, et à rétablir des fonctions aussi importantes.

A ces causes bien efficaces et bien communes de certains dévoiemens, peuvent se joindre encore des diathèses inconnues et spécifiques dont l'existence aggrave fortement les phénomènes, et nécessite l'administration prompte et simultanée des remèdes généraux, et ceux qui ont des propriétés spécifiques bien constatées; nous avons assez prouvé jusqu'à présent, combien toutes nos sources minérales sont différemment avantageuses dans de semblables circonstances, pour n'être pas obligés de nous étendre sur cet article actuellement; nous ne pourrions que nous répéter sans utilité.

Mais ces dévoiemens chroniques qui résistent à toutes les méthodes de traitement, ne sont-ils pas souvent l'effet de certaines diathèses humorales inconnues, dont on ne peut cependant se refuser d'admettre l'existence, attendu que les produits en sont long-temps et successivement dirigés vers divers organes, sans que ceux-ci leur offrent un émonctoire commode par où leur évacuation puisse s'opérer sans trouble ?

Pour bien faire sentir cette utile vérité, je dois citer ici cette précieuse observation de *Stohl* que M. *Lordat* nous a quelquefois rapportée dans ses leçons, et dont il vient de faire la plus heureuse application chez un diarroique, malade depuis long-temps, et dont la mort était regardée comme très-prochaine. « Il est dit, ce médecin célèbre, des tempéramens d'une sensibilité extrême qui ne peuvent pas se passer d'une sorte d'égout vers lequel se dirigent journellement quelques produits vicieux qui s'engendrent dans le corps: ces opérations fréquentes et presque habituelles absorbent les mouvemens dépravés qui sont si familiers à ces tempéramens, et qui s'exercent vaguement vers divers organes, quand ils ne sont pas fixés à un but. » Chez les sujets ainsi constitués, on n'aperçoit point les effets de ce travail intérieur dans l'enfance ni dans la force de l'âge, ou parce qu'en effet la diathèse n'existe pas, ou parce que les produits s'en évacuent par les sécrétions naturelles; mais après la première jeunesse, le besoin d'une sécrétion nouvelle s'annonce ou par une éruption cutanée, ou par des symptômes vagues, comme spasmes au bas-ventre, oppression de poitrine, migraines, etc., et autres accidens, selon les lieux où s'exercent les mouvemens bizarres d'une nature inquiète et sans projet déterminé; pour parler le langage de *Stahl* enfin, l'effort évacuatif long-temps incertain se fait presque toujours vers les premières voies, et ordinairement avec une impétuosité proportionnée à une longue préparation, et à l'irritabilité de la constitution.

C'est de cette manière ingénieuse que M. *Lordat* a conçu et expliqué tout récemment la formation d'une diarrhée très-ancienne, sur la nature de laquelle les médecins avaient des sentimens très-opposés, et a fourni des vues curatives qui promettent au malade une guérison prochaine.

Le foie, les intestins et tous les autres organes de l'abdomen, doivent nécessairement essuyer des lésions plus ou moins graves de la concentration de ces mouvemens désordonnés, mais contenus sur les régions qu'ils occupent, lésions qu'il est si difficile de reconnaître et de guérir.

Dans tous ces cas, les indications qui se présentent sont toujours: 1.º de diriger vers les parties extérieures, des oscillations qui se portent, ou vers les viscères et y déterminent des congestions et un état habituel d'irritation, ou vers l'origine des nerfs; 2.º de calmer cette irritation par des moyens qui n'empêchent pas la résolution de légères congestions qui pourraient exister; 3.º d'affaiblir l'excitabilité du système nerveux; 4.º enfin d'employer les correctifs que réclamerait la diathèse elle-même, si sa nature pouvait être reconnue.

Le malade ci-dessus avait eu d'abord diverses éruptions à la peau que guérissaient presque toujours des dévoiemens copieux, en même-temps des fièvres d'un mauvais caractère qui commandaient l'emploi du quinquina, nécessaire contre elles, mais dont les propriétés toniques, astringentes, etc., contrariaient fortement la crise de la première affection ; puis des évacuations sanguines et bien d'autres accidens qui avaient fini par ruiner l'état des forces, et par détruire l'estomac et les intestins ; à son arrivée à Cauterets, le foie était douloureux de temps à autre, et fournissait, chaque jour, avec les viscères ses voisins, une quantité surabondante de bile, de mucosités, etc. ; d'ailleurs il n'existait pas de signe d'obstruction dans aucun organe de l'abdomen. Habitué depuis ving années au climat des Antilles, celui de la France avait contribué depuis 4 ans à le rendre plus malade, en empêchant tous les mouvemens à la surface.

Quoique le temps favorisât peu ces mouvemens critiques et l'action de nos eaux minérales dont la vertu est réellement tonique, dépurative et expansive ; cependant 20 bains à la *Raillère*, 40 verres de la même source, un régime tempérant et l'usage du lait de vache écrémé coupé alternativement avec l'orge, la guimauve et le sassafras, rendirent les forces au malade, ses premières digestions faciles, son appétit meilleur, ses selles moins fréquentes et parfois naturelles.

Les eaux de *Mauhourat* et de *Pause* dont il voulut essayer et dont l'activité ne convenait ni à sa maladie, ni à la manière d'être de sa constitution, causèrent une chaleur forte à l'estomac, la fièvre, et rappelèrent tous les phénomènes de son affection avec la même intensité qu'auparavant. Les bains de *Plaa*, le lait, les lavemens avec le lait et les jaunes d'œuf, et les calmans, ne le soulagèrent que par intervalles. Les eaux de la *Raillère*, dont il reprit l'usage, à petite dose, et coupées avec le sirop de gomme, lui firent du mal ; la faiblesse devint extrême.

Nous nous convainquimes ainsi de nouveau, qu'il est des manières d'être de la sensibilité, ou des dispositions individuelles acquises, même tout récemment, que l'eau de la *Raillère* ne peut atteindre, qu'elle exaspère même toujours.

Nous avions engagé et presque décidé le malade à se baigner dans l'eau de *Rieumiset*, en usant d'ailleurs de quelque moyen restaurant et calmant : nous espérions beaucoup de la vertu attractive et tempérante de cette source ; le mauvais temps y mit obstacle et le chassa de Cauterets. Le succès qu'il a retiré des bains d'eau simple, rendue émolliente, et du lait d'anesse, nous porte à présumer qu'il s'en serait bien trouvé.

Diabétès. Cette affection, dont la marche dévorante a des périodes tranchées, guérit-elle par l'usage de nos eaux minérales ? caractérisée par une excrétion immodérée d'une urine limpide d'abord, laiteuse ensuite et toujours inodore ; soif inextinguible, ardeur à l'abdomen, appétit vorace, digestions pénibles, flatulences, constipation, peau sèche, fièvre, faiblesse considérable, haleine fétide, dents chancelantes et autres signes de consomption, le diabétès est très-souvent le résultat d'une disposition individuelle, d'une diathèse contre laquelle échouent toutes les méthodes de traitement connues.

S'il fut jamais utile d'analyser les maladies pour connaître leur nature et déterminer leur traitement, c'est sans doute dans celle qui nous occupe. Qui pourrait, sans cette méthode rigoureuse, apprécier les cas où le diabétès n'est qu'un symptôme ; ceux où il est crise d'une affection spasmodique grave et prolongée, et ceux bien plus communs où il est essentiel, etc. Lié en effet à l'hectisie intestinale, à une dentition difficile, à l'état vermineux ; ou bien marchant à la suite de fièvres intermittentes opiniâtres qui consument les vieillards, de phlegmasies lentes des urétères, il est bien souvent une maladie nouvelle provoquée, comme dernier moyen de destruction, par une maladie déjà existente qui aurait pu s'associer tout autre mode de terminaison funeste, hydropisies, convulsions, sueurs ou diarrhées colliquatives, etc., et qui né fait préférablement naître le diabétès, qu'à raison d'une disposition particulière de tempérament, ou de la préexistance de causes qui ont vicié l'action rénale: visiblement, dans ces derniers cas, on ne peut espérer de secours contre cette affection de la part d'aucun remède, qu'après avoir détruit la maladie occasionnelle. Heureux! si l'on avait après cela, la certitude de parvenir à rompre le diabétès.

Je n'ai point de guérison obtenue par l'usage de nos eaux à rapporter. La manière vulgaire de les administrer convient-elle d'ailleurs aux principes de cette maladie, aux causes qui la provoquent, aux élémens qu'elle s'associe? prises en boisson, de même que toutes les eaux thermales des Pyrénées, elles ne peuvent être que préjudiciables au diabétès essentiel, à quelque période qu'on les prescrive; et la débilité qui l'accompagne contrarie leur emploi, en bains, lorsque la colliquation est extrême, et que tous les phénomènes tendent vers une destruction prochaine. Nous concevons qu'à son début, les bains pourraient, plus efficacement qu'aucun autre remède, faire cesser la sécheresse de la peau, rétablir la transpiration, et en révulsant des fluxions viciées, favoriser l'assimilation toujours nulle ou pervertie dans cette maladie heureusement assez rare. Mais voyons-nous jamais à Cauterets aucun diabétique, au moment où nos eaux leur seraient profitables? Nous l'avons déjà dit bien de fois; on nous envoie les malades pour dernière ressource et presque toujours infructueusement.

Lorsque le diabétès n'est que le résultat d'une fièvre rémitente prolongée; lorsqu'il a été insensiblement produit par la débilité générale, la faiblesse des organes digestifs qui empêche ou dérange la formation du chyle; lorsqu'on ne peut l'attribuer qu'à des maladies aiguës, mal jugées, à des âcres spécifiques, à des évacuations habituelles supprimées ou trop copieuses, ou à une désorganisation manifeste, telles qu'obstructions ou indurations des viscères ; nos sources de la *Raillère* et de *Pause* en bains, douches et même en boisson, unies à d'autres toniques, fondans, à des diaphorétiques et balsamiques peu actifs, et à tout ce que Cauterets offre de distractions, peuvent, en fortifiant l'économie, en régularisant des fonctions importantes que toutes ces causes ont altérées, arrêter ce flux abondant d'urines, et prévenir à temps toute fonte colliquative.

Mais si par l'effet d'une disposition et par le concours des causes que nous venons d'énumérer, les accidens étaient suivis de consomption rapide, on ne saurait alors méconnaître l'existence d'une diathèse, ni se rendre raison d'une destruction aussi prompte, sans supposer une lésion inconnue des propriétés de la vie qui hâte sa marche funeste, et que nos eaux sont plus propres à aviver qu'à détruire. Dans ces cas en effet, il nous semble prudent de les proscrire, car leur vertu la plus constante est celle d'exciter le cours des urines, et l'on aurait à craindre d'exaspérer l'irritation des reins, organes que la nature choisit dans cette maladie, comme ses émonctoires exclusifs. Il faut dans ces circonstances, conseiller tous les médicamens à qui l'on connaît une sorte de spécificité sédative contre l'action exagérée des absorbans et des reins ; ne donner que des toniques propres à régulariser l'ataxie des fonctions et à relever l'action d'une économie délabrée. Or nos eaux en boisson, quoique toniques par excellence, ne conviennent point dans cette espèce de diabétès, à moins que les astringens qu'on pourrait leur adjoindre ne modifiassent leur propriété diurétique, et ne concourussent ainsi à ranimer les forces éteintes et à rétablir l'ordre naturel des excrétions cutanées, depuis long-temps suspendues.

Stérilité. Comment conçoit-on la stérilité qui n'est accompagnée d'aucune des circonstances qu'on sait lui

donner

donner-lieu ordinairement; et peut-on expliquer la vertu souvent éprouvée de nos fontaines minérales, contre cette disposition anti-sociale ?

Nos pères crurent à la vertu engrosseuse (empreigna-dère) de nos sources thermales, comme ils crurent aux maléfices, à l'influence des philtres; et dans ce temps de simplicité et peut-être d'innocence, où tout ce qui était extraordinaire et invraisemblable flattait l'imagination des hommes, ils vinrent plus d'une fois cimenter dans nos montagnes un heureux hymen.... Comme à ces époques reculées, nos eaux sont suivies, dans l'espoir d'avoir des enfans, et des succès couronnent chaque jour la confiance des personnes que leur célébrité y attire. Mais ces succès autorisent-ils à leur donner une vertu prolifique, ainsi que bien des médecins l'assurent, et comme tout porte à le présumer; depuis surtout que les sortilèges n'ont plus de prise sur les imaginations erronées et faibles ?

De la même manière que l'on ne conçoit pas le mécanisme de la génération, soit dans les individus qu'on juge les mieux disposés, soit dans ceux qui semblent l'être le plus mal ; de même la stérilité me paraît infiniment inconcevable, autant du moins que la mort subite. Cet aveu me dispense de tout essai d'explication sur la stérilité, pour l'effet salutaire que nos eaux ont quelquefois contr'elle

D'abord on ne peut savoir, si parmi les femmes qui deviennent mères après être allées à Cauterets, toutes ou bien quelques unes ne le seraient pas devenues sans ce prétendu secours, car elles étaient encore dans l'âge où tout espoir n'est pas perdu. Ce doute élevé, il n'en faut pas moins résoudre la question, n'y eut-il qu'une femme à qui l'on peut croire que les eaux minérales auraient été utiles; mais rien ne pouvant nous l'apprendre, il faut le supposer et raisonner sur la supposition, comme si le fait était incontestable.

Nous pensons que dans tous les cas où la stérilité ne tient point à des vices de conformation, à des maladies générales pour lesquelles nos eaux ont des propriétés incontestables; mais qu'elle paraît dépendre de dispositions de tempérament que nos sens ne peuvent reconnaître, ou de défauts de convenance momentannée; nous pensons, dis-je, que la sensibilité animale, soumise à l'ensemble de toutes les impressions qui la soutiennent, doit acquérir une sorte de monotonie de réaction sous l'habitude de modifications identiques; nous présumons encore, qu'une sorte de stabilité dans des sensations qui se reproduisent sans de grands changemens; telles que même régime, mêmes exercices, mêmes plaisirs, satisfaction des mêmes goûts, dérobe l'individu qui d'ailleurs possède quelque condition vitale de stérilité, à la puissance génératrice faible dans les commencemens, et que l'insuccès a rendu plus languissante..... A Cauterets ces habitudes changent ; un air salubre qui passe brusquement du froid au chaud, du sec à l'humide et réciproquement, soumet par des degrés de pressions variables, toutes les humeurs à des mouvemens plus continus; les solides en retirent de nouvelles impressions. Nos eaux, de même que des alimens inusités, sont un stimulus énergique qui provoque l'organe cutané, et fait réfléchir à l'intérieur la plupart des sensations qu'il éprouve. Par là aussi la circulation générale est rendue plus puissante, les petites circulations plus avivées, et toutes les sécrétions sont nécessairement excitées dans des nouveaux rapports. Dans des lieux si heureusement situés, et où l'âme est sans cesse agréablement émue, les longs soucis sont étouffés par la voix des plaisirs qui y retentit de toutes parts, et qui redonne un prix aux jouissances de l'amour, ou réveille l'espérance des époux ; tout cela, me suis-je dit souvent, compose un ordre de choses qui ne s'était plus rencontré, et semble agir à la façon des perturbateurs. Du reste, le mode nouveau de sensibilité qui s'ensuit, varie suivant les tempéramens; et aussi toutes les femmes, d'ailleurs saines mais stériles, ne deviennent point mères à Cauterets; sur le nombre, il s'en trouve quelqu'une dont la sensibilité n'avait besoin que d'une légère altération pour favoriser la puissance virile, et qui la rencontre dans un séjour où tout est organisé pour en imprimer plusieurs; à Cauterets, en effet, la nature y redouble de forces, et tout semble y puiser les germes d'une nouvelle vie.

Ulcères. L'eau de la *Raillère* est encore employée avec le plus grand avantage contre certains ulcères des extrémités inférieures, d'une guérison difficile, entretenus tantôt par une diathèse spécifique, tantôt par une atonie de ces parties, ou mieux par un vice de nutrition de ces organes; elle déterge les plaies anciennes, stimule la sensibilité, avive la circulation capillaire, hâte le développement des boutons charnus, et finit par rendre la cicatrisation possible. Il est ordinaire de lui voir produire dans ces cas, des urines copieuses et chargées, ou des éruptions dans différentes parties du corps.

Coliques. Utile contre certaines coliques spasmodiques que favorisent l'atonie des intestins et des fréquentes indigestions, elle est encore efficace pour guérir les suites des empoisonnemens métalliques; ses vertus humectante, *neutralisante* et expansive, la rendent surtout infiniment précieuse contre la colique des peintres et l'état de délabrement où elle laisse tout le tube digestif. Son usage continué en bains un peu chauds, en lavemens et en boisson pure ou mitigée, relève peu à peu les forces du conduit alimentaire, détruit ses contractions vicieuses, rétablit la sensibilité dans son mode primitif, et les fonctions dans un équilibre parfait.

Ophtalmies. En fortifiant l'œil et ses paupières; en corrigeant l'âcrimonie de certaines diathèses, et en évacuant par quelque émonctoire naturel, ou par tous, leur produit vicié, cette eau prise en bains, demi-bains, pédilures, en boisson, lotions et lavemens, finit par amender et guérir des ophtalmies très-graves et de nature absolument chronique.

Hémorroïdes. Cette source rend quelquefois aussi les hémorroïdes sensibles, et fait cesser par ces sortes d'évacuations, des anxiétés, des douleurs vagues des reins, de la tête et des viscères du ventre dont la cause échappait à l'analyse la plus sévère. Ces crises sont toujours un effet puissant de ses propriétés incisives, dépuratives et expansives.

Des complications d'élémens spécifiques et des particularités de tempéramens, rendent, dans certaines circonstances, l'emploi des eaux de la *Raillère* nul dans ces sortes d'affection, et nécessitent l'usage de nos autres fontaines minérales.

Nous allons maintenant faire la description des autres établissemens thermaux de Cauterets, raconter d'une manière précise, mais courte, les indications (a) que ces eaux médicinales peuvent remplir, et dire aussi les inconvéniens qu'il y a à les prendre indifféremment les unes pour les autres, comme cela se pratique beaucoup trop généralement. Ces divers tableaux ne seront point un hors-d'œuvre. Quelles que soient les considérations où j'ai pu entrer, en énumérant les vertus des eaux de la *Raillère*, les médecins et les malades seront bien aises, j'espère, d'avoir sur chaque source des détails particuliers, pour ne rien faire que d'utile, lorsqu'ils seront obligés les premiers de les prescrire, les autres de les prendre chez-eux ou à la source. Nous terminerons enfin notre travail sur les eaux, par quelques détails relatifs au projet où l'on est depuis long-temps de construire un hôpital militaire à Cauterets.

____

(a) Cette manière rigoureuse de préciser les indications et les contrindications relatives à l'usage de nos eaux, a dû paraître monotone et ennuyeuse à la plupart des lecteurs: nous l'avions d'avance prévu ; mais y'a-t-il une autre marche à suivre pour être utile? dans un travail de cette nature, il a fallu nécessairement sacrifier l'agréable à la partie essentielle de l'ouvrage.

CHAPITRE XII.

Fontaine de Plaa ou St.-Sauveur.

Le peu de chaleur dont jouit cette source méconnue jusqu'à ces dernières années, et ses autres vertus, lui ont fait donner la dénomination de *St.-Sauveur* ; elle possède en effet beaucoup de propriétés de cette eau renommée, et sa découverte est infiniment précieuse-pour Cauterets, puisqu'elle complète nos établissemens thermaux. Nous n'avions point de source sulfureuse d'une température plus petite que celle du corps humain, et cette privation nous rendait tributaires des bains de *St.-Sauveur* pour tous les maux où une minéralisation simple, douce et une moindre chaleur sont indispensables.... Situé à la gauche du chemin de la *Raillère* au *Pré*, à quelques toises plus bas que ce dernier bain, *Plaa* n'est qu'un petit quarré bâti de granit et de chaux, et recouvert de planches. Au tour d'un large corridor, où s'abritent les malades, sont placées dix baignoires ; les cabinets sont petits et obscurs ; la source naît au midi et très-près du bâtiment ; en creusant le terrein, on est parvenu à en éloigner toutes les eaux étrangères qui faisaient varier sa température ; elle est aujourd'hui pure et sans mélange, et assez abondante pour fournir à douze baignoires. Le peu de chaleur de l'eau de *Plaa* ne permet pas qu'on la boive ; elle n'a non plus aucune des qualités qui rendent les douches recommandables.

Propriétés physiques. Eau claire ; odeur sulfureuse ; onctueuse au tocher ; charriant des matières blanchâtres ; goût douceâtre et comme sucré ; température 26 degrés.

(Réaumur.)

Propriétés chimiques. Elle paraît ne contenir que du gaz hydrogène sulfuré ; deux sels à base sulfurique et muriatique ; beaucoup de gélatine et très-peu de carbonate de soude.

Propriétés médicales. Cette fontaine, d'une température beaucoup au-dessous de celle du sang, ne peut convenir qu'aux personnes délicates et sensibles atteintes de maladies dont l'éréthisme et l'irritation sans faiblesse sont les élémens essentiels. Aussi son utilité est-elle reconnue dans les fièvres hectiques suivies d'une vive irritation ; dans les maladies où la peau et les muscles pèchent par trop de sécheresse et de roideur, comme chez les personnes rhumatiques, chez celles qui sont sujettes aux éruptions cutanées, aux affections herpétiques peu fixés et très-prurigineuses, l'eau de *Plaa* les calme et facilite des transpirations et des urines critiques ; elle est aussi un excellent tempérant dans les chaleurs d'entrailles, d'urines, provenant d'un sang hémorroïdal ; d'une phlogose de quelques parties de l'abdomen ou de la vessie ; d'une bile âcre et dégénérée, ou d'un vice d'excrétion du foie, etc. ; elle est surtout recommandée dans les affections convulsives, spasmodiques avec irritation, dans lesquelles la méthode de *Pomme* trouve une application utile ; car, quoiqu'en dise ce médecin dont les vues théoriques, souverainement ridicules, ont encore le très-grand défaut d'être exclusives la faiblesse est une cause fréquente de spasmes, et les toniques joints aux antispasmodiques directs, sont alors les seuls avantageux. L'aptitude aux spasmes tient à un grand nombre d'autres causes, et il faut nécessairement pour les détruire, avoir recours à toutes les méthodes que ces causes réclament, sans s'enticher d'une plus particulièrement que d'une autre, et en faire une selle à tout cheval aux dépens de la raison et du malade ; sans aucun doute, M. *Pomme,* en vantant sa méthode émolliente, a tu à dessein ses insuccès.... Enfin les bains de *St.-Sauveur* alternativement mis en usage avec ceux de *Bruzaud,* l'eau en boisson et les bains de la *Raillère,* de *Pause* et du *Pré,* sont réellement utiles dans les maux spasmodiques dont la cause échappe à toute recherche lumineuse.

On doit en même-temps prescrire les antispasmodiques, les stupéfians, etc. ; on produit ainsi des excitations et des relâchemens qui, rompant les déterminations vicieuses des forces, introduisent un état nouveau au milieu duquel se place la santé. On connaît les succès que *Barthez* et les élèves de son école ont obtenus de cette méthode heureuse, mais hardie.

CHAPITRE XIII.

Source du Pré anciennement Courbères.

Cet établissement, d'une forme singulière, est bâti dans un endroit fort resserré, fort sauvage et très-bruyant par l'effet des cascades qui l'avoisinent. Sa forme consiste dans un grand quarré; ses murs touchent le *Gave* et la montagne. La source naît au sud-ouest de ce local; les réservoirs sont tout près; des parapets les séparent du torrent; des masses de granit qui occupaient auparavant le milieu du *Gave* et l'obstruaient, y sont maintenant adossés, et rendent son courant facile. Le *Gave*, dans cet endroit, domine l'établissement, et sa rapidité y est très-forte; ses excursions d'ailleurs sont si fréquentes et si considérables, qu'il importe d'exhausser ces parapets, d'y cumuler d'autres pierres qui l'entravent encore, afin de rendre toute inondation impossible, et conserver ces bains, réellement très-beaux malgré leur irrégularité. On y voit 11 cabinets, deux douches à robinets différens et une buvette placée sur le vestibule.

Propriétés physiques. Eau limpide, déposant des flocons glaireux; rude au toucher; odeur sulfureuse forte; saveur âpre; température 39 degrés.

Propriétés chimiques. Elle paraît composée de beaucoup de gaz hydrogène sulfuré et d'une certaine quantité de muriate, sulfate et carbonate de soude; elle contient moins de substance grasse que *St.-Sauveur*.

Propriétés médicales. L'eau du *Pré* est moins renommée pour la boisson que celle de la *Raillère* et de *Mauhourat* dont nous parlerons bientôt; sa chaleur la rend en général trop active, trop irritante, et peu de tempéramens s'en accommodent; j'ai vu néanmoins des personnes du peuple en boire plusieurs verres sans accident. Ses bains et ses douches jouissent d'une toute autre célébrité, et leur vertu est si bien confirmée dans certaines affections, que cet établissement est un des plus importans de ceux que Cauterets possède. Je n'ai point de fait qui prouve incontestablement leur efficacité dans des maladies simples, mais les observations que je pourrais rapporter, en certifiant leurs propriétés générales, feraient facilement pressentir les cas particuliers où ils pourraient être conseillés avec avantage ; mon travail déjà trop volumineux ne me permet point d'écrire des faits.

Une excessive mobilité s'accommode mal de l'eau du *Pré* ; il faudra, si les affections nécessitent son usage, préparer long-temps les malades et les ménager dans le principe. L'existence d'une phlogose, quelque part qu'elle fût, même une disposition prononcée à l'inflammation, en contrarient absolument l'emploi, et l'on s'exposerait beaucoup si, malgré la sagesse de ce conseil, on s'obstinait à les prendre, même dans des cas compliqués où cet élément ne serait que secondaire. Mais dans les rhumatismes vieux, provenant d'une lymphe coagulée qui gêne le jeu des muscles ; d'inertie dans les forces musculaires ou de certaines diathèses spécifiques; dans les engorgemens des glandes et des articulations ; les obstructions abdominales, l'asthme humide, les sciatiques peu douloureuses, les paralysies causées par l'atonie des forces motrices et un vice de la sensibilité, sans congestion au cerveau ou toute autre cavité, ou même sans fluxion établie ; l'eau du *Pré* est peut-être à préférer à toutes celles de Cauterets... Cette source produit encore des cures merveilleuses chez les personnes cachectiques atteintes de maladies dartreuses, galeuses, attendu que chez elles, ces affections existent dans un état d'isolement, ou que du moins l'éréthisme et la phlogose ne les accompagnent presque jamais. Les meilleurs fondans trouvent encore un auxiliaire précieux dans l'eau du *Pré*, contre les humeurs froides, les ulcères sanieux et atoniques, et même contre la diathèse scrofuleuse réalisée. Cette eau convient enfin dans toutes

les maladies où l'on doit fondre et atténuer des empâte-
mens du tissu cellulaire, titiller les orifices cutanés, et
exciter une transpiration abondante ou des urines copieuses, afin de régulariser les propriétés de la vie, la
manière d'être des solides, et emporter tout ce que le
corps peut contenir d'hétérogène et de vicié. J'ai vu un
chirurgien qui chaque année venait boire et se baigner à
cette fontaine pour des douleurs rhumatismales simples
et anciennes à la cuisse et des maux d'estomac, s'en trouver
toujours soulagé; un ulcère cancéreux lui étant survenu au
nez, les eaux du *Pré* en lotion, etc., appaisaient ses vives
douleurs pour plusieurs heures; des médicamens de différente vertu et toutes les autres sources de Cauterets
restaient sans effet. N'est-il pas des modifications de la
sensibilité qui nous sont inconnues, que nous ne con-
naîtrons même jamais? On ne saurait en douter; mais
nos eaux aussi possèdent des propriétés inconnues et qu'on
ne peut comprendre. Ce fait, à mon avis, le prouve sans
réplique; on ne saurait dire que l'habitude en fût la cause...
La diathèse rhumatique peut-elle réaliser un cancer?

CHAPITRE XIV.

Mauhourat.

On se rappelle tout ce que j'ai dit de l'antre de *Mau-hourat* et de sa belle cascade ; on n'a oublié ni l'excavation où coule l'eau minérale ; ni sa roche quartzeuse couverte de stalactites et de mousses noires et vertes, ni les vapeurs dont l'odeur et la chaleur repoussent, ni le torrent, ni sa chute , etc.

La source naît au fond de la grotte dans un endroit inaccessible ; on a cherché à réunir tous les filets épars dans un canal de bois où les buveurs la puisent. On s'est grossièrement trompé lorsqu'on l'a considérée comme semblable à celle du *Bois* et du *Pré* ses voisines ; celles des *Œufs* et des *Yeux* qui la touchent, ne lui ressemblent pas davantage. Il est impossible d'assigner la direction de sa route ; les roches qui l'entourent ne sont point de granit pur.....

La situation sauvage de cette fontaine et son médiocre volume ne permettent pas d'espérer qu'on y construise jamais des bains ; elle est ce qu'il faut pour la boisson, et nous devons seulement empêcher qu'elle ne s'altère.

Propriétés physiques. Eau limpide ; odeur sulfureuse, peu mucilagineuse au toucher, peu chargée de flocons blancs ; âpre au goût ; chaleur 37 degrés.

Propriétés chimiques. Les effets des réactifs y dénotent la présence du gaz hydrogène sulfuré ; de quelques sels à base de soude, et d'une très petite portion de matière dite gélatineuse.

Propriétés médicales. Il n'existe pas de source minérale plus célèbre pour la boisson que celle de *Mauhourat* ; aucune qui convienne autant à la pluralité des tempéramens et au plus grand nombre d'affections chroniques. Les ingrédiens y sont si bien combinés, leur dose est si bien ménagée, la température correspond si bien avec l'amalgame de ses principes, que cette eau ne cause presque jamais de pesanteur à l'estomac.... Une disposition bien prononcée à la phlogose; un état spasmodique avec irritation; des ulcères à la poitrine ou dans tout autre viscère avec pléthore ou orgasme exclusif du système vasculaire, sont des élémens qu'elle exaspère, soit qu'ils existent seuls, soit qu'ils compliquent d'autres principes de maladies contre lesquels elle a une vertu reconnue. Par routine et par un préjugé très-souvent fâcheux, presque tous les malades commencent par boire à la *Raillère*, et finissent à *Mauhourat*. Celle-ci, disent les médecins, et ceux qui ne le sont pas, précipitent celles de la *Raillère*.... On sent combien on a tort d'accréditer un tel langage. Qui ne voit le grand bien qui résulte de la connaissance des propriétés particulières de chaque source et de leurs vertus communes! La routine a eu sa vogue assez long-temps; elle doit finir; et si nous sommes assez heureux que d'émettre nos idées avec clarté et précision, nous voyons d'avance son empire perdu.

Les maux d'estomac avec faiblesse de cet organe; les vomissemens habituels dépendans d'une cause pareille; les diarrhées anciennes, pour lesquelles nul remède n'a paru utile, guérissent avec l'eau de *Mauhourat*. Dans les engorgemens des viscères; dans l'asthme humide; dans les affections catarrhales, lorsque des mucosités engouent la poitrine et causent des toux fatigantes sans crachats; dans les affections dartreuses, psoriques, scrofuleuses, etc.; lorsque ces vices ne sont point fixés, que l'éruption se fait et disparaît, en déterminant des douleurs aux articulations et dans d'autres parties; cette eau produit les effets les plus heureux, et l'on ne saurait assez la louer. Les affections laiteuses trouvent dans cette source un diurétique convenable, un sudorifique efficace sans qu'elle cause jamais de mal-aise ni d'inquiétudes; les pertes blanches simples, compliquées, même ulcéreuses, où la faiblesse prédomine, y trouvent aussi un tonique incisif, détersif, comme la pharmacie n'en possède point. Elle est encore le meilleur tonique contre certains cas de maladies vénériennes pour esquelles on a négligé les sudorifiques, lorsque des complications lymphatiques, scorbutiques et certaines idiosyncrasies faisaient un devoir de ne pas employer de mercure.

CHAPITRE XV.

Bains du Bois.

Les bains du *Bois* sont les plus éloignés de ceux du sud, ils sont aussi les plus informes: ils consistent en un petit quarré fait de murs secs, et recouvert avec des planches. Cette barraque s'écroule; l'air assaille les malades partout, et sans la grande confiance qu'inspire cette source précieuse, on serait tenté de s'en éloigner. Par son importance, la fontaine du *Bois* commande une bâtisse simple et solide; sa situation est sure; son volume peut fournir aisément à une douche et dix baignoires.

La source naît au midi et très-près de l'établissement; il serait difficile d'indiquer sa direction. Ramassée sous des cailloux granitiques, on la transporte dans ce sale réduit, au moyen d'un canal en bois assez mal fermé.

Propriétés physiques. Limpidité constante; odeur sulfureuse forte; saveur comme amère; extrêmement douce au toucher, laissant partout des flocons blancs et gras; chaleur 40 degrés.

Propriétés chimiques. Mêmes principes que dans les autres, mais en quantité plus grande; la gélatine semble surtout y dominer.

Propriétés médicales. C'est ici le remède des douleurs rhumatismales, des paralysies et de toutes les maladies où l'on doit remplir la double indication d'exciter le ton des organes perclus, rendre aux muscles leur force et leur souplesse, et pénétrer tous les membres, les parties articulaires surtout, de mucilage et de vie. Depuis un temps immémorial, cette source est préconisée dans toutes les affections où la souplesse et le ton des organes sont perdus; lorsqu'à une grande et ancienne roideur est encore jointe la perte de la sensibilité. Les pauvres et généralement tous les gens du peuple préfèrent, dans leurs douleurs, les bains

du *Bois* à toutes nos autres fontaines, et il est très-ordi-
naire de voir leur empirisme couronné d'un plein succès.
Bien des malades toutefois ne peuvent les supporter, et
j'en ai vu qui avaient dans cette eau minérale une confiance si exclusive, se persuader de ne guérir jamais,
parce qu'elle exaspérait leurs douleurs et leurs autres symptômes. On trouvera sans doute surprenant que les médecins n'aient point irrévocablement fixé leurs propriétés
spécifiques, et les cas particuliers où ces eaux nuisent toujours, lorsque tels principes de maladie existent seuls,
ou qu'ils entrent comme partie constituante des affections
qu'elles guérissent sûrement, quand elles ne sont point
aussi désavantageusement composées ni compliquées. Ces
eaux sont dangereuses, lorsque l'éréthisme, une grande
sensibilité ou une phlogose compliquent une maladie
quelconque. Elles sont indigestes et par conséquent nuisibles dans tous les cas où la boisson doit remplir des
indications importantes. Sa chaleur élevée la rend exces-
sivement irritante, et cette circonstance, de même que
son éloignement, ont dû toujours détourner de la boire.
Sa vertu principale est de porter à la peau, de l'exciter,
de donner de la souplesse et de l'énergie aux muscles, de
titiller les houppes nerveuses, de les imprégner de son
mucilage et de produire ainsi des effets qu'on attendrait
vainement de tout autre moyen. Ses bains et ses douches
ne se bornent donc pas à guérir les paralysies et les rhumatismes invétérés; ils sont encore avantageux contre les
ankyloses commençantes; les douleurs articulaires causés
par des amas bilieux, des flatuosités intestinales qui se
soutiennent après des évacuations réitérées; mais il faut
en même temps, faire boire aux malades l'eau de la
Raillère ou de *Mauhourat*. Les caries, les ulcères atoniques, les dartres anciennes chez des tempéramens cacochymes, trouvent dans ces bains un remède utile. Leurs
propriétés générales et quelques faits me portent à les
conseiller dans l'amaigrissement des membres lorsque les

tendons et les muscles se raccourcissent et se dessèchent
à la suite des luxations ; si ces dernières ne sont pas trop
anciennes, le mucilage, la chaleur et les autres principes des
eaux du *Bois*, réussissent mieux que nos autres fontaines,
mieux aussi que les médicamens pharmaceutiques, à relâcher les muscles malades et à diminuer les contractions
des autres. On pourrait prévenir par leur usage la paralysie des nerfs qui souvent complique ces sortes d'amai-
grissemens, et qui les rend toujours incurables. Il est
enfin grand nombre d'affections, dont nous avons déjà
parlé, contre lesquelles la source du *Bois* sera utile soit
en guérissant leurs élémens divers, soit en déterminant
d'heureuses perturbations, soit encore en produisant des
crises dont ces maladies sont à la vérité susceptibles,
mais que leur ancienneté et leurs complications ne permettent point d'espérer.

CHAPITRE

CHAPITRE XVI.

Fontaines de l'est.

Nous nous sommes occupés ailleurs des sources de l'est, en discutant les avantages et les inconvéniens d'un hôpital, pour l'usage duquel on les a depuis quelque temps destinées. Ce n'est pas sous ce rapport que nous prétendons les envisager ici ; nous voulons seulement reconnaître et énumérer les indications qu'elles remplissent : en faisant l'éloge de ces eaux très-anciennement connues, nous dirons les cas où elles sont nuisibles ; et ce que nous avons à raconter de chaque source convaincra, j'espère, qu'il importe, pour n'altérer ni leurs vertus, ni leur température, de les utiliser sur les lieux, de laisser leurs établissemens séparés, de tout faire pour les embellir, et de fixer une fois pour toutes leurs merveilleuses et nombreuses propriétés.

Ces sources sont situées sur trois plans et tout près des ruines de l'ancien Cauterets. Adossés contre la montagne, leurs établissemens occupent un endroit sûr et garanti de tout accident par le bois qui les domine. Le chemin qui mène, avons-nous dit ailleurs, est pénible et difficile à réparer ; nous avons fourni l'idée d'en faire un autre plus long, il est vrai, mais plus agréable, plus utile ; et si jamais on était en position de le changer, notre plan serait sans doute accueilli ; ce chemin serait pour Cauterets une promenade charmante.

Des quatre sources de l'est, celle de *César* est la plus élevée ; son bâtiment informe passe pour être de construction romaine ; on pense assez généralement que le capitaine fameux, dont il porte le nom, le fit construire et l'utilisa pour ses soldats ; peut-être aussi ne l'a-t-on depuis appelé *César*, qu'à raison de ses grandes vertus dans

14

les blessures des gens de guerre, devenues si graves par l'introduction des armes à feu. Les mauvaises routes firent sans doute qu'on le négligea dès que *Barèges* fut connu ; cela dut en être le seul motif, car les premières années de la révolution ont prouvé jusqu'à quel point l'eau de *César* est favorable à ces maladies, et combien elle est sinon supérieure, au moins égale à *Barèges*.

Deux cabinets obscurs remplacent l'ancienne piscine voutée qu'éclairaient autrefois deux fenêtres de forme ovale ; on a joint à la façade de ce vieil édifice, un cabinet à douche, espèce de souterrain assez profond où la source tombe en masse.... Quelque jour, nous l'espérons, on fera à *César* un logement, comme l'exigent sa réputation et ses grandes vertus curatives.

Propriétés physiques. Eau toujours claire ; forte odeur d'œufs pourris ; rude au tact ; déposant un limon blanchâtre ; chaleur 41 degrès.

Propriétés chimiques. Tout y indique la présence du gaz hydrogène sulfuré en très-grande proportion ; de beaucoup de carbonate, muriate et sulfate de soude ; d'un peu de gélatine et de sulfure de soude.

Propriétés médicales. Cette source surpasse en énergie toutes nos fontaines minérales, et l'on ne doit en user qu'avec la plus grande circonspection. Les proportions de ces principes et leur union intime, font qu'elle supporte le transport mieux qu'aucune source connue. C'est elle que l'on vend dans les villes éloignées sous le nom d'eau minérale de Cauterets, les autres sources n'étant guère utilisées que dans le voisinage, et dans le cas où l'on ne cherche pas à les conserver long-temps.... C'est donc l'eau de *César* que boivent le phthisique, le catarrheux, le rhumatique ; celui que tourmente la diarrhée, des vomissemens, des douleurs d'estomac, etc., lorsqu'ils se pourvoient dans les magasins des grandes villes ; tandis que prise à la source, elle n'a souvent, pour ces maladies, aucune vertu. Dans tous ces cas, c'est elle

qu'on conseille, c'est elle qu'on prend toujours avec confiance et si rarement avec succès. Ce ne peut-être différemment ; le transport ne peut lui donner des vertus
qu'elle n'eût jamais, et l'on aurait grand tort de juger nos
autres fontaines d'après les effets heureux, ou malheureux,
ou nuls de l'eau de *César*, charroyée, vieillie et bien
souvent décomposée. Elle éprouve nécessairement des
altérations qui la dénaturent; c'est, en un mot, une eau
nouvelle qu'on ne peut assimiler ni à elle-même, ni à
aucune de nos eaux puisées à leur source; en énumérant
ses propriétés, nous tairons donc toutes les guérisons
qu'elle a fait par tout ailleurs qu'à Cauterets, assurés
que nous sommes de ces changemens grands ou petits.

L'eau de *César* ne convient dans aucun des cas où une
sensibilité désordonnée, une faiblesse profonde, des lésions
organiques graves, un dérangement enfin des fonctions
les plus importantes, constitueraient une maladie isolée,
ou contribueraient à sa formation. Ses qualités toniques
et fondantes la rendent très-propre à réveiller les oscillations des fibres, et à atténuer des humeurs en congestion
et épaissies. Aussi cette source est-elle le meilleur moyen
curatif des engorgemens glaireux, des tumeurs blanches
et rebelles des articulations. Elle convient à merveille
dans les rhumatismes anciens des personnes vieilles et
cacochymes chez lesquelles la circulation languit, et la
transpiration se fait mal ou pas du tout. Elle rivalise de
vertu avec l'eau du *Bois* et celle des *Espagnols*, (dont
nous parlerons tout à l'heure), dans toutes les affections
où le défaut de sensibilité, l'inertie des solides sont les
élémens importans comme certaines paralysies, où l'on
ne doit que stimuler puissamment et exciter d'abondantes diaphorèses. Elle guérit comme l'eau de *Barèges*,
les blessures et autres accidens causés par les coups de
feu. On l'emploie avec un égal succès, lorsqu'il faut produire une inflammation locale, exciter des mouvemens
fébriles, r'ouvrir une plaie, en extraire les corps étran-

gers, dilater les sinuosités, et rendre les caries des os accessibles à son action et aux topiques dont l'expérience a consacré l'utilité. Lorsqu'on n'a pas une trop vive excitation à craindre, cette eau est le meilleur cicatrisant des ulcères de nature écrouelleuse, fussent-ils même compliqués de la carie des os subjacens, ou de tout autre vice invétéré des humeurs.

Cette source est réputée spécifique de l'asthme, maladie grave, tenace et quelquefois habituelle, mais de nature trop variée pour pouvoir considérer l'eau de *César* comme son spécifique; elle est utile dans l'asthme nerveux, comme moyen perturbateur, par l'agitation et la secousse violente qu'elle cause à toute l'économie, secousse qui rompt l'état spasmodique. Elle est directement avantageuse dans la dyspnée humide, comme tonique, incisive et diaphorétique, chez les personnes affaiblies, cacochymes, chez lesquelles surtout la poitrine s'engorge. On sent combien elle nuit dans toutes les autres espèces.

L'eau de *César* n'est guère utilisée à la source qu'en bains et douches, et rarement en boisson; à moins que par nos paysans, qui jugent toujours de la bonté d'une eau minérale, par le degré de son activité. Un homme, d'environ 40 années, sujet à des coliques néphrétiques, avait bu des eaux de la *Raillère*, de *Mauhourat* et de *Pause* pendant vingt jours sans ressentir aucun effet avantageux ni nuisible; deux verres d'eau de *César* produisirent, le premier et le deuxième jour, des urines jumenteuses; le troisième et quatrième, le malade rendit plusieurs petits graviers; le cinquième, sixième et septième, les urines devinrent très-copieuses, très-rouges et considérablement chargées; le huitième, les urines furent supprimées, les douleurs des reins très-aiguës, la fièvre survint aussi avec des vomissemens.... Ces accidens cédèrent à l'emploi des moyens raffraîchissans et tempérans; sa santé depuis lors est parfaitement rétablie. Ces évacuations furent critiques.... Des secousses pareilles et réitérées de temps à autre, ne pourraient-elles pas être utiles aux goutteux, long-temps avant que les articulations ne fussent malades, et la diathèse abondante et fixée?

Les bains et les douches de *César*, utiles dans toutes les maladies dont nous avons parlé, produiraient des effets bien plus étonnans encore, si l'on pouvait en user avec toutes les précautions commandées; si surtout on donnait à la douche une hautenr suffisante pour ajouter à sa températnre et à ses propriétés actives, une force de percussion qu'elle n'a jamais eu, et qu'elle n'a pas même aujourd'hui.

CHAPITRE XVII.

Bains de Pause.

L'établissement de *Pause*, un des mieux soignés de ceux de Cauterets, a été construit, il y a quinze années. Autour d'un beau vestibule sont placés treize cabinets propres mais étroits, contenant 17 baignoires, dont plusieurs sont en marbre; deux robinets portent dans chacune l'eau chaude naturelle et la même eau refroidie ; la douche occupe le cabinet du centre ; on y voit six robinets fixes de hauteur et de diamètre différens ; les réservoirs qui leur sont communs, longent le derrière de l'édifice, la source y naît tout près. On voit encore, sur le vestibule, une buvette à robinets, et le chauffoir....

Propriétés physiques. Limpidité parfaite ; odeur d'œufs couvés ; douce au tact ; saveur désagréable ; charriant un limon blanc et glaireux ; chaleur 37 degrés.

Propriétés chimiques. Tout porte à présumer que l'eau de *Pause* est composée des mêmes substances que celle de *César*, mais à des doses beaucoup plus petites.

Propriétés médicales. La réputation de *Pause* est immense, et son usage très-étendu. Après la *Raillère* et *Mauhourat*, c'est la fontaine dont on boit le plus ; sa douche rivalise avec celle du *Pré*, et ses bains lui sont en bien des cas préférables. Moins active que cette dernière, elle doit ses vertus à cette circonstance ; et nombre de personnes ne trouvent qu'en elle le spécifique des maladies graves dont elles sont atteintes. Elle est néanmoins beaucoup trop forte pour n'être pas toujours nuisible dans les pulmonies héréditaires avec phlogose, et dans toutes celles où l'éréthisme nerveux et inflammatoire sont leurs élémens essentiels. Elle avive trop la circulation, elle réveille les solides avec trop d'intensité, pour n'être pas tonjours dangereuse aussi dans les maladies de poitrine, dans lesquelles les hémoptysies ont lieu par la délicatesse et la forte irritabilité des fibres, et dans toutes celles où ces phénomènes entrent comme partie constituante et essentielle de ces affections. Mais ses vertus actives à un degré médiocre, la rendent susceptible de remplir une foule d'indications importantes dans plusieurs maladies chroniques, et très-souvent avec plus d'avantage que toutes nos autres sources thermales ; aussi convient-elle éminemment, lorsqu'on a à guérir l'inertie des muscles, l'engourdissement des membres, l'empâtement et le défaut d'élasticité de la peau ; des douleurs essentielles d'estomac que la faiblesse ne constitue pas seule, mais que compliquent des acides inconnus et autres affections gastriques, sont amendées et guéries par l'eau de *Pause*. Les rhumatismes, les affections articulaires des personnes d'un tempérament facile à réagir qui, outre les canses ordinaires, réunissent encore des élémens spécifiques, comme dartres et gales répercutées, ou incomplétement guéries, cèdent ordinairement à son usage. Cette eau résout parfois des congestions muqueuses de la poitrine, fait cesser des diarrhées de même espèce, pour lesquelles les autres fontaines restaient sans action, ou dont elles aggravaient les phénomènes. Certaines obstructions des viscères du ventre, dont la dureté paraissait squirreuse, ont été fondues par les douches et les bains de *Pause* ; cette terminaison heureuse a lieu toujours lorsqu'elles ne sont pas trop anciennes, que le tempérament des malades n'est ni sec, ni échauffé ; que l'altération des humeurs, des solides et de la sensibilité elle-même, n'a encore produit ni hydropisie, ni amaigrissement, ni fièvre lente. Les femmes chlorotiques, celles qu'épuisent des pertes blanches, âcres ; celles aussi qui sont difficilement et peu réglées, en raison de la débilité générale et de l'état d'engouement où se trouve l'uterus, trouvent dans l'eau de *Pause* un tonique, un apéritif et un emmenagogue des plus recommandables. Cette source est un détersif et un dépuratif excellent contre les ulcères écrouelleux des personnes irritables; elle finit souvent par les cicatriser. Elle a produit des résultats étonnans chez des femmes sujettes à des coliques, à des diarrhées, à de différentes éruptions causées par un lait répandu et négligé. Des engorgemens, des fièvres lentes, des douleurs rhumatismales amenées par des causes semblables, ont été radicalement guéries par des sueurs copieuses, des urines abondantes et souvent fétides qu'excitait l'usage long-temps continué des bains, des douches et de l'eau de *Pause* en boisson. Dans certains cas de diabetès, d'asthme muqueux, cette source a produit les meilleurs effets. On l'emploie avec avantage dans les paralysies où la faiblesse est l'indication la plus importante, quoique compliquée d'élémens nerveux, etc. ; dans celles qui sont produites par des congestions humorales, l'action d'un froid continu et fort, et celles encore qui ne sont que le résultat malheureux et nécessaire d'une chute violente, d'un coup imprévu, etc. etc,

CHAPITRE XVIII.

Source des Espagnols.

Cette source, nommée aussi la *Reine*, est située au midi de *Pause*, et tient à cet établissement. Comme *César*, ces bains n'étaient autrefois qu'une vaste et sale piscine où les gens du peuple, et plus particulièrement les espagnols, se baignaient en commun, lorsqu'ils venaient prendre nos eaux. Un grand personnage à qui ils avaient été conseillés, obligea à y faire des réparations, il y a peu d'années. Elles se ressentent de la précipitation avec laquelle on les fit; elles sont une preuve de mauvais goût, et bien mal entendues. On y voit trois baignoires et une douche à deux tuyaux.

Propriétés physiques. Eau bien limpide ; odeur sulfureuse piquante ; saveur plus désagréable que celles des autres sources; douce au toucher; contenant beaucoup de limon glaireux et blanc; chaleur 40 degrés.

Propriétés chimiques. Les élémens chimiques de cette source, semblent être de même nature que ceux de *César* et *Pause*; mais elle est plus minéralisée que ses voisines.

Propriétés médicales. L'eau des *Espagnols* nuit aux personnes dont la constitution est faible, irritable ou pléthorique. On la prescrit avec le plus grand avantage contre tous les élémens de maladie que nous avons énuméré, en parlant de la fontaine de *César*. Autant que cette dernière, et plus que toutes les autres sources de Cauterets, cette eau possède l'énergie et le volume nécessaires pour en faire une étuve, et l'employer dans toutes les affections où cette forme de bain devient indispensable. On peut donc la conseiller avec confiance, lorsqu'il faut produire une excitation fébrile assez forte, pour atténuer et diviser les congestions et les embarras des viscères, et chasser par la transpiration, les selles et les urines, les matières qui ont déjà subi une élaboration suffisante. Elle est très-utile aussi dans les cas où l'on doit introduire dans le corps beaucoup de calorique, raréfier les fluides, titiller les houpes nerveuses de la peau, donner à cet organe l'élasticité qu'il a perdu, et procurer du ressort, de la mobilité et de l'activité à toute la machine délabrée.

La chaleur de cette fontaine, la quantité de ses ingrédiens actifs et surtout son énorme volume, donneraient à la douche des *Espagnols*, des avantages assurés sur toutes celles de Cauterets, si elle avait une hauteur plus grande; cette circonstance prive les malades des bons effets de la percussion, effets si bien prouvés.

Quand enfin sentira-t-on la nécessité de construire pour toutes nos sources nationales, des établissemens bien entendus? l'humanité les réclame depuis des siècles, et le moment de les élever me semble arrivé : puisse notre attente n'être point trompée, aujourd'hui qu'un gouvernement paternel n'a réellement d'autres vues que le bien de tous !

CHAPITRE XIX.

Bains de Bruzaud.

Un bel établissement renfermait, il y a 20 ans, l'eau de *Canarie* ou des *Pères*, placée quelques toises au-dessous de celles de l'est déjà décrites. Devenu la propriété de M. *Bruzaud*, on transféra la source dans le village, et le bâtiment qu'on y éleva, est plus agréable, plus vaste, mieux entendu et plus embelli que l'ancien *Canarie* où l'on ne voit que des masures. C'est, sans contredit, un des plus beaux monumens thermaux que les Pyrennées possèdent ; des terrasses ombragées et fleuries, des cabinets de verdure, des jardins en amphitéâtre ; des prairies couvertes d'arbres rares, venus de nos vallées, ou transportés des climats plus doux, entourent de toutes parts cet établissement, et en font un très-joli séjour.

On y remarque un péristile spacieux, 13 cabinets très-propres, très-éclairés, 17 baignoires, dont plusieurs en marbre, et 3 robinets qui portent dans chacune l'eau minérale ; celle-ci n'a pas dans tous la même température, quoiqu'il n'y ait qu'une seule et même source. La douche occupe un cabinet particulier ; on y voit deux robinets fixes de grosseur et d'élévation différente ; la douche ni la buvette placée au milieu du vestibule, ne tarissent jamais. Aux deux extrémités du péristile, sont deux pièces d'attente ; l'une sert de salon, l'autre renferme le chauffoir dont les cases ne sont point numérotées ; chose importante et trop négligée dans tous nos établissemens, puisque le mélange des linges peut être une source féconde de contagion.

Un aqueduc de brique, long d'environ 200 toises, conduit l'eau de *Canarie* dans les nouveaux bains de *Bruzaud* : mal fait et d'un diamètre trop grand eu égard au volume de cette source, celle-ci perdit dans ce trajet, six ou sept degrés de sa température ; ses autres ingrédiens s'altérèrent de même. Ce changement était bien fait pour inspirer des doutes sur ses nouvelles vertus, et diminuer la confiance des malades; aussi perdit-elle de son ancienne réputation. La cause en étant connue autant qu'il est possible, on chercha, en faisant des nouvelles fouilles, à augmenter son volume; il fallut creuser très-loin, mais on réussit. L'eau acquit de la chaleur, etc., plusieurs de ses anciennes vertus, et de nouveaux droits à la confiance. Un tuyau de plomb qu'on trouva à une grande profondeur, prouva que cette source avait été jadis utilisée, que le bâtiment avait disparu, et que le sol s'était comblé ou par les ruines de l'édifice lui-même, ou par des atterrissemens venus des hauteurs supérieures. Malgré tous ces travaux, l'eau de *Bruzaud* n'est plus l'eau de *Canarie*; sa chaleur est moindre; la qualité de ses principes est changée; ses vertus médicinales ne sont plus celles d'autrefois, ce qui ne veut point dire qu'elle soit sans vertu; elle en conserve beaucoup, au contraire; elle en a même acqnis qu'elle n'eût jamais, et qui la rendent une de nos fontaines les plus recommandables.

Les altérations qu'à éprouvées cette source par le transport, peut faire pressentir celles que subiraient les autres fontaines de l'est, si on venait jamais à en effectuer le déplacement; elles perdraient bien davantage encore, puisqu'elles sont éminemment gazeuses, et que celle de *Canarie* ne l'est pas du tout; il faudrait d'ailleurs pour elles, comme pour l'eau de *Bruzaud*, recommencer de nouvelles expériences, colliger de nouveaux faits, et sacrifier plusieurs années à faire des tâtonnemens, avant de se prononcer sur leurs propriétés médicales, réelles et invariables.

Propriétés physiques. L'eau de *Bruzaud* est limpide et sans odeur; quoique douce et onctueuse au toucher, elle semble causer à la peau une espèce de resserrement qui a quelque rapport à celui que produisent les styptiques, et qu'il n'est pas facile de déterminer; le limon qu'elle charrie, est abondant, glumulé et de couleur brunâtre; sa chaleur est de 31 degrés.

Propriétés chimiques. Ses élémens chimiques paraissent être une assez grande quantité de substance gélatineuse et d'une espèce particulière; beaucoup de sels à base d'acide carbonique, muriatique, sulfurique et de soude; la silice, ainsi que dans les autres fontaines, y entre aussi comme partie constituante.

Propriétés médicales. La connaissance que j'ai des élémens médicamenteux de la source *Bruzaud*, ne me guidera point dans l'énumération que j'ai à faire de ses vertus; je ne croirai pas non plus aux préjugés avantageux ou nuisibles que semblent partager bien des personnes; je tacherai d'oublier tout ce que la faveur et l'intérêt, la haine et la malveillance ont proclamé sur le compte de cette eau minérale; je la jugerai ce qu'elle est sans la moindre partialité, et exclusivement d'après les cures réelles, avérées et bien probantes; sacrifiant ainsi toutes les petites coteries, à la vérité et au bien-être des malades.

Dans aucun temps, et maintenant moins que jamais, on n'a pu conseiller l'eau de *Bruzaud* quand il a fallu procurer des secousses violentes, des perturbations fortes pour lesquelles plusieurs de nos sources sont d'une utilité si générale. L'activité qu'elle possède, suffit cependant pour réveiller, sans causer d'irritation préjudiciable, les oscillations des fibres, atténuer certaines congestions muqueuses récentes, et produire des évacuations critiques des maladies de cette espèce.

Cette eau, administrée en boisson, pèse à la majeure partie des estomacs; elle nuit toujours dans les affections de poitrine, soit qu'on ait des tubercules à fondre, des matières visqueuses, lymphatiques à résoudre et à évacuer; soit encore qu'on ait en vue de déterger des ulcères, et d'en amener la cicatrisation; prise en demi-bains, elle pourrait faire du bien en calmant l'éréthisme vasculaire, en appaisant des toux quinteuses qu'un état nerveux produit souvent, et que l'action d'un bain révulsif diminue et déplace, si toutefois ces derniers élémens les compliquaient et pouvaient devenir base d'indication. Lorsqu'une grande mobilité, une disposition à réagir, accompagne un état cachectique (chose rare toutefois), et d'autres maladies humorales qui nécessiteraient l'administration d'une eau minérale plus active, et surtout l'usage des douches; celle de *Bruzaud* est à préférer, comme pouvant seule guérir l'irritation, ou disposer les malades à retirer des autres sources de plus heureux effets.

Dans certaines affections, où l'on ne doit que ramollir les solides, adoucir et mitiger l'âcre des humeurs, calmer une trop forte tension des muscles, des ligamens, et faire cesser une certaine rudesse de la peau, l'eau de *Bruzaud* est un remède avantageux ; elle est aussi très-utile dans les rhumatismes peu invétérés; dans certaines coliques où l'on a à remplir la triple indication, d'humecter et de détendre les vaisseaux et les autres parties solides, de réveiller leur tonicité naturelle, et de faciliter la transpiration insensible ou le cours des urines.

Cette source, par la propriété altérante et tempérante dont elle est douée, convient toujours aux tempéramens chauds, bilieux, s'ils sont sujets à des éruptions prurigineuses, à des dartres volantes et farineuses; mais elle est loin d'égaler nos autres fontaines dans les maladies graves de la peau, dépendantes d'une diathèse spécifique, lorsque les personnes infectées sont d'une constitution lâche et cacochyme. Elle n'a pas ici les vertus expansive et diaphorétique suffisantes pour diriger abondamment vers la peau, des courans d'humeurs viciées qui circulent par tout le corps, ni une propriété fondante assez énergique pour faire cesser les engorgemens, soit du tissu cellulaire, soit des organes parenchymateux; manquant de cette activité, elle ne peut non plus prévenir les stases que ces fluides hétérogènes tendent à former par tout, et que la faiblesse favorise si bien.

Certains cas de chlorose, de pertes blanches où l'irritabilité domine ; certains vices de menstruation où le même principe de maladie joue le rôle le plus important, retirent de grands effets des bains de *Bruzaud*, et de l'eau de *Mauhourat* et de la *Raillère* en boisson. Ces bains et la douche surtout, ont souvent soulagé, et quelquefois guéri des douleurs de ventre et aux articulations, des tumeurs, des diarrhées opiniâtres causées par un lait répandu ; mais alors les malades buvaient les eaux de *Pause*, de *Mauhourat*, etc. ; et ces dernières ont contribué pour beaucoup à produire les évacuations critiques qui ont amené la cure médicale : nous ferons observer que plusieurs des malades dont je parle, n'ont pu supporter les bains, ni les douches d'aucune autre source ; toujours leur sensibilité en a été violemment agitée.

La douche et les bains de *Bruzaud*, dont on a ravalé si long-temps les propriétés, ont encore déterminé des résultats avantagenx dans quelques tumeurs écrouelleuses aux articulations, éruptions de même espèce, mais aidées de la boisson des eaux de *Mauhourat*, de *Pause*, etc., et de plusieurs médicamens pharmaceutiques. Ces derniers moyens d'ailleurs, sont toujours indispensables avec toutes les eaux possibles, en raison de l'intensité de ces maladies et du peu de temps qu'on reste à les prendre.... Cette eau ne produit pas le même bien dans les ulcères fistuleux ; elles les déterge à la vérité, avive un peu les bords calleux, etc. ; mais les bourgeons charnus sont lents à se former, la cicatrisation semble impossible, et le secours des autres sources, etc., devient d'une nécessité urgente.

Ce que nous venons de dire des vertus médicinales de la source *Bruzaud*, prouve qu'elle est autre chose que de l'eau commune, comme le font accroire bien des gens qui, par une inconséquence qu'on ne conçoit point, disent aussi qu'elle est si âcre, si crispante, et bien d'autres choses aussi peu connues, qu'on ne peut la prescrire sans danger dans les diverses affections où l'on ne doit que rafraîchir, ramollir des organes secs et tendus, appaiser une

disposition prononcée à la réaction, et calmer en un mot
des mouvemens désordonnés, résultat d'une irritation trop
exaltée.

L'eau de *Bruzaud* a une manière d'être absolue qu'on
ne saurait comparer à aucune autre ; ses qualités tempérantes ne sont point celles de la *Raillère*, de *St.-Sauveur*;
ces sources ne peuvent se remplacer ; ses vertus stimulantes ne sont point non plus celles qui caractérisent les
autres fontaines ; mais elle en possède, ne dût-on en juger
que par le degré de sa température ; et publier le contraire, c'est aller contre des faits avérés et reconnus,
contre tout ce que le bon sens suggère, contre tout ce
que la raison dicte.... Il est dans les maladies surtout nerveuses, des nuances si délicates, des élémens si compliqués
et si intimes, des lésions de la sensibilité et de l'irritabilité si
bizarres et si inconnues, qu'il n'est point facile d'assigner
pour chaque source les cas particuliers qu'elle guérit toujours, ceux qu'elle exaspère constamment, et ceux assez
rares où elle ne produit aucun effet avantageux, ni défavorable... Les lésions de l'irritabilité qu'on combat si généralement avec les anti-spasmodiques unis aux émolliens et
aux toniques, sont le genre d'affections nerveuses pour lesquelles l'eau de *Bruzaud* est souvent utile... J'ai vu cette
eau exaspérer toujours les maladies où je reconnaissais des
lésions isolées de la sensibilité, maladies singulières que
l'opium et ses préparations nombreuses calment ordinairement, et qui retirent des eaux de la *Raillère* et de
St.-Sauveur, un soulagement marqué et des guérisons
franches et réelles. Cette eau n'a donc pas une propriété
stupéfiante ou analogue (je ne la déterminerai point);
ses vertus consistent à engourdir les forces matrices, à
réprimer les désordres nerveux et musculaires, provenant
de faiblesse et d'une irritabilité dérangée.... Ce sont ces
vertus inconnues, mais vraies, qui la rendent spécifique de
certains états nerveux que la *Raillère* et *St.-Sauveur* ne
font qu'exaspérer, comme j'en ai des exemples.

CHAPITRE

CHAPITRE XX.

Source de Rieumiset ou des Yeux.

L'eau de *Rieumiset* est située dans une prairie qui porte ce nom, à une petite distance de l'établissement de M. *Bruzaud* : fréquentée depuis long-temps, on avait néanmoins négligé d'en généraliser l'usage, et les malades allaient, comme aujourd'hui, lui faire des visites solennelles, exclusivement pour les affections des yeux et les plaies anciennes.

Le propriétaire qui avait soigneusement observé ses effets dans maintes circonstances, fit bâtir des bains en planches, il y a environ quinze années. Ces bains furent suivis, comme l'est tout remède nouveau, et produisirent des cures étonnantes. Nombre de personnes qui avaient inutilement fait usage de toutes les eaux minérales des Pyrénées, et qui étaient résignées à attendre le terme naturel de leurs douleurs, vinrent de nouveau à Cauterets y chercher du soulagement, et elles trouvèrent, contre leur attente, dans l'eau de *Rieumiset*, la santé et la vie. Un caprice mal entendu a perdu pour le moment cet utile établissement qu'on ne peut remplacer par aucune autre fontaine connue : heureusement ses vertus restent les mêmes, et quelque jour sans doute on s'occupera à le reconstruire. L'endroit est propre à tout. Jamais d'ailleurs on n'en vit un plus pittoresque.

Propriétés physiques. Eau claire, onctueuse, sans odeur; saveur douceâtre quoique agréable; limon verdâtre; chaleur 24 degrés.

Propriétés chimiques. Les effets des réactifs manifestent dans l'eau de *Rieumiset* une grande quantité de gélatine (dont la nature paraît différer de celle des autres), du carbonate, sulfate de soude et du sulfate de magnésie; la couleur verte de son limon n'annoncerait-elle pas encore

15

une partie extractive ? Cette eau , du reste , pourrit le bois et altère le fer beaucoup plus vîte qu'aucune fontaine connue.

Propriétés médicales. Si l'on ne jugeait des vertus de l'eau de *Rieumiset* que d'après le degré de sa température, la nature et la quantité de ses principes, on la considérerait comme un moyen fortement émollient. Mais outre la propriété qu'elle a de relâcher et de détendre l'organe cutané, elle a encore une vertu dépurative, dessicative et comme attractive.

Cette eau est le remède vanté contre les affections nerveuses provenant d'exaltation des propriétés de la vie, d'une énergie trop considérable des solides; elle est surtout avantageuse dans les maladies produites par la concentration viciée de la sensibilité, et d'une chaleur trop forte sur l'uterus ou tout autre organe de grande importance.

En modifiant la sensibilité des nerfs et celle de la peau, en humectant le corps, en diminuant l'irritation générale et favorisant de légères diaphorèses, l'eau de *Rieumiset* finit par rompre des spasmes qui gênaient les viscères de l'abdomen, entraînaient des hémorroïdes habituelles, et produisaient souvent des symptômes d'hypocondrie.

Les ophtalmies qu'entretiennent une irritation forte des organes de la vue, des dartres et des congestions de même espèce, sont soulagées ou guéries par l'eau de cette fontaine prise en bains et en lotions réitérées.

Des ulcères dartreux et autres, venus à la suite d'une gale mal soignée, etc., des dartres placés sur différentes parties du corps que la *Raillère* et beaucoup de médicamens pharmaceutiques n'avaient que légèrement amendé, ou pour lesquelles ces moyens n'avaient rien fait, ont été guéris par son usage, sans qu'il soit jamais survenu d'accident malheureux de cette dessication; cette eau avive et déterge la plaie, enleve les croûtes, détermine un travail réparateur dans la partie malade, la formation de plusieurs boutons charnus, et enfin une cicatrisation achevée; toujours elle en adoucit les douleurs, l'ardeur et le prurit.

Je pourrais rapporter encore des observations de personnes chlorotiques guéries par 20 et 30 bains de cette eau minérale; plusieurs relatives à des individus tourmentés de mille angoisses causées par des gales rentrées qu'un petit nombre de bains a fait cesser aussi en faisant reparaître l'éruption, etc.; ici les malades péchaient par trop d'énergie et de vigueur; une sensibilité exaltée contrariait les crises, et s'opposait à l'application de nos autres fontaines d'ailleurs indiquées contre ces affections elles-mêmes.

CHAPITRE XXI.

Inconvéniens qui résulteraient de l'établissement d'un hôpital à Cauterets.

Le projet de bâtir un hôpital, et d'opérer la descente des sources minérales de l'est dans le village, a été conçu depuis long-temps. Ce projet séduisant a été goûté par des hommes estimables, et vivement sollicité par ceux qui ne calculent, dans de pareilles entreprises, que leurs intérêts particuliers, et jamais les circonstances malheureuses qui doivent naturellement en résulter. Dans l'an 3, époque désastreuse pour les français, le grand nombre de soldats malades, et l'impossibilité où l'on était de les soigner touts à *Barèges*, fit qu'on voulut tout convertir en hôpitaux militaires. Dès lors tous les établissemens thermaux furent jugés dignes de remplacer ce lieu fameux. Cauterets surtout fut remarqué, et l'auteur d'un mémoire énergiquement écrit, ne balança point à le préférer à tous ceux des Pyrénées.

« Les eaux de Cauterets, dit-il, sont analogues à celles de *Barèges*, et s'il existe quelque dissemblance dans leur nature, elle ne doit pas être aperçue, l'expérience médicinale ayant démontré leur efficacité dans les affections morbides identiques· » Observateur judicieux, il connut tous ses autres avantages ; il vanta le sol, le climat, et préféra comme moins périlleuse la situation de Cauterets. Ces conseils restèrent sans effet.

Tout ce qu'il dit de nos eaux est vrai : les moyens qu'il propose pour les rendre propres à ses vues, quoique un peu gigantesques, annoncent un homme instruit, et il est hors de doute qu'en suivant ses plans, nos établissemens deviendraient durables ; je goûte tout ce qu'il propose, à l'importance près d'un hôpital à Cauterets ; car en avouant les vertus de nos eaux dans les maladies dont les cures ont immortalisé *Barèges*, je regarde comme funeste au pays la construction d'un hôpital à Cauterets.

Nos eaux minérales sont aussi bonnes que celles de *Barèges*. Comme ici nous guérissons les plaies d'armes à feu, dont la faiblesse est l'élément essentiel, dont la cicatrisation est impossible par le peu d'efforts que fait la vie pour expulser un corps étranger ; elles guérissent aussi ces douleurs atroces qu'on nomme rhumatiques, et qui donnent à nos membres des attitudes aussi singulières qu'effrayantes ; elles les guérissent même lorsqu'elles sont compliquées d'un vice spécifique ou autres âcres qu'amènent ces maladies dégénérées, et auxquelles les militaires sont particulièrement sujets ; peut-être est-il encore des complications qui ne peuvent être enrayées qu'à Cauterets ? nos eaux comportaient donc un établissement semblable ; mais la certitude de leur vertu dans des maux pareils, ne suffit pas pour se déterminer, et ce serait travailler bien légèrement que de ne pas examiner, si dans ce projet où tout paraît utile, il n'y aurait pas d'inconvéniens à l'exécuter.

Un hôpital à Cauterets eût été impérieusement commandé peut-être, si le plus grand des fléaux, la guerre, eût continné ses ravages ; la proximité de nos monts avec l'Espagne eut fait préférer cet endroit à tant d'autres, et nous aurions eu à nous plaindre de cette nécessité ; mais qui pourrait aujourd'hui porter le gouvernement à une pareille entreprise ? la guerre a disparu et ses victimes fussent-elles plus nombreuses, trouveraient à *Barèges* un hôpital suffisant pour s'y loger, et des piscines assez pourvues, pour y être soulagées et guéries.

Un établissement militaire, en privant les autres classes de la société des avantages qui n'auraient été ménagés que pour les soldats, forcerait, tout ce qui ne serait pas eux, à traîner dans les douleurs une existence languissante. Cependant les personnes de tous les états qui chaque année viennent à Cauterets déposer leurs infirmités, se délasser de leurs occupations pénibles, et respirer, dans la saison des eaux, l'air pur de nos montagnes, sont-elles dans la société d'une moindre importance que les militaires ? méritent-elles moins qu'eux l'attention d'un gouvernement protecteur ? gênées pour faire leurs remèdes ; elles fuiraient Cauterets ; peu libres dans leurs amusemens, elles éviteraient les occasions d'en jouir, et manquant de ce secours qui contribue si puissamment au bon effet des eaux, en prévenant l'ennui, les nôtres guériraient incomplétement leurs maux divers ; bientôt on douterait de leur vertu, on oublierait leurs bienfaits, et ces eaux si célèbres finiraient par n'être plus fréquentées. Ce moment est éloigné sans doute, mais un hôpital amènerait cette époque désastreuse.

Plus un pays est habité, si d'ailleurs le sol en est stérile, plus les objets de consommation y sont chers. Comme on doit tout porter à Cauterets, l'affluence des malades en hausserait le prix ; les riches seuls supporteraient toutes les dépenses, parce que rien n'effraye l'opulent qui souffre ; mais la moitié de ceux qui ont habituellement recours à ce remède, s'en trouveraient naturellement chassés par ce seul motif ; on endure patiemment les douleurs, à la guérison desquelles est attachée la pauvreté. L'hôpital compenserait-il alors ces pertes considérables, et cette source de richesses prétendue ne deviendrait-elle pas au contraire onéreuse ? *Barèges* était, il y a cent ans, dans une position presque aussi favorable que Cauterets ; et par son hôpital, ce bourg n'est aujourd'hui qu'un endroit coupé de ravins et de lavanges qui en pressent la ruine.

Ces raisonnemens paraîtront spécieux peut-être aux personnes imbues du fatal système que nous examinons ; mais ils seront concluans pour celui qui ne se laisse point séduire par les avantages du moment ; il portera sa pensée dans l'avenir, et gémira en voyant, quoique éloignée, la justesse de ses calculs.

Les richesses que répandraient les militaires, n'équivaudraient donc point à celles que nous portent les étrangers; ceux-ci font notre fortune, ou compensent du moins les soins, les attentions et les avances de toute espèce que notre urbanité leur prodigue; ceux-là hâteraient notre appauvrissement de toutes les manières. Un pays en effet, pourrait-il prospérer, lorsque les objets de son industrie les plus précieux seraient livrés à la rapacité de quelques hommes qui n'auraient aucun intérêt à leur conservation ? les entrepreneurs prennent de toutes mains; ils causent toujours des maux irréparables.

Ces désordres péseraient plus particulièrement sur nos forêts. Nos bois autrefois si multipliés et si beaux, déjà si délabrés, finiraient d'exister, si la consommation devenait double de ce qu'elle est, si une administration plus mauvaise que celle qui existe contribuait encore à leur entière destruction.

Cauterets récèle une foule de gens sans aveu, sans fortune, dont l'unique occupation est d'abattre nos forêts; comme ils n'ont rien à perdre, ils ne cherchent point à conserver cette sauve-garde de nos propriétés et de notre existence; aussi les dévastent-ils de la manière la plus pitoyable : eh chose honteuse ! ils sont aidés dans ce commerce ruineux pour la contrée, par plusieurs chefs de commune, connus par leur mauvais esprit. Déjà leurs desseins dangereux ont été contrariés, mais il importe d'achever ce qu'a commencé un homme intègre, dont le courage sut, il y a quelques années, mettre fin à leur martelage; ce serait en vain sans doute qu'ils solliciteraient le droit de renouveler leurs exploitations criminelles; les scies sont suspendues, et nul motif ne pourrait les rétablir.

Depuis 94, époque où nous avions un hôpital militaire, le bois a enchéri d'une manière étonnante; on vend maintenant dix écus la quantité qu'on achetait dix francs, il y a 20 ans; quelle différence de prix dans un temps si court, dans un endroit où les besoins sont constamment les mêmes! alors où tout était licence, nos forêts furent abimées; on ne respecta pas même celles qui dominent les habitations, et qui une fois anéanties, rendraient Cauterets l'égal de Barèges. Si pendant trois mois, l'hôpital a été la cause ou le prétexte de dégats aussi considérables, qu'aurions-nous à espérer s'il était permanent? les forêts les plus voisines seraient sacrifiées les premières; on se conduirait à l'avenir comme en 94; on couperait sans discrétion ces arbres qui donnent à nos montagnes un aspect si varié, et qui s'opposent à la formation des éboulemens et des torrens destructeurs. Les bois voisins une fois détruits, les avalanges n'auraient plus de frein; les ouragans balayeraient facilement les neiges, leur chute serait inévitable, le résultat malheureux; Cauterets, chaque printemps, n'offrirait que des ruines.

Eh! qu'on ne dise point que j'exagère; que ce projet se réalise ou non, le défaut de bois rendra Cauterets inhabitable; en m'élevant contre ce dessein, je ne veux que retarder l'époque de cet événement malheureux: quand même je ne connaîtrais point la position affreuse où *Barèges* est réduit, et toutes les circonstances qui ont amené sa détresse, l'état actuel de nos forêts suffirait pour m'arracher ces plaintes.

Mes craintes ne seront point chimériques; bien que Cauterets possède encore d'immenses forêts, la consommation est plus qu'en rapport avec leur étendue; elles sont de plus éloignées et dans des lieux agrestes; leurs chemins sont difficiles et dangereux, circonstances qui causeront la perte des hêtres qui couvrent les habitations, et par suite celle de ces dernières. La plupart sont encore peuplées de sapins et de pins, et l'on sait si ces derniers sont de mauvais combustibles; le sapin surtout résiste peu, et ce n'est que depuis très-peu de temps que la nécessité nous a obligé à y avoir recours.

Cette espèce la plus répandue ne remplacerait donc jamais le hêtre habituellement employé à Cauterets, et l'impossibilité où l'on serait de le transporter différemment qu'à dos de personnes, ferait aussi que ces forêts lointaines seraient long-temps dédaignées : en effet le bûcheron, en bien s'occupant, peut à peine couper et porter dans un jour la provision du lendemain ; les bergers seuls qui habitent ces régions durant l'été, se chauffent avec du sapin, et s'éclairent avec des *tèdes* (pin) ; ils en font aussi des ustensiles propres au laitage, et c'est à quoi ont servi jusqu'à ce jour ces beaux arbres qui ne doivent leur conservation qu'à l'avantage d'être placés loin de la demeure des hommes.

La qualité supérieure des bois qui nous entourent, et leur accès facile, feraient donc qu'ils seraient toujours les plus maltraités ; leur entière destruction amènerait celle du village : les habitans quitteraient alors Cauterets pour chercher d'autres demeures, et les étrangers oublieraient jusqu'au nom de cet endroit fameux : c'est ainsi que les hommes récompenseraient les bienfaits qu'ils en auraient reçu durant des siècles.... Dirait-on qu'une surveillance rigide préviendrait ces désastres ; qu'elle ferait utiliser ces arbres mutilés que les ouragans abattent, et ceux que des terrains légers ne peuvent retenir ?

Une police sévère retarderait sans doute la ruine de nos forêts ; mais serait-elle possible dans des lieux où ces productions sont éloignées les unes des autres ? ces précautions commandées partout et indispensables pour nous, pourraient être exécutées si Cauterets restait ce qu'il est ; mais comment défendre ce que tacitement on autoriserait ? l'hôpital une fois fondé, tout devrait être mis à sa disposition ; on ne saurait en effet refuser aux malades ce qui dans ce climat presque toujours froid, serait pour eux un secours indispensable ? les entrepreneurs se pénétreraient de cette vérité ; ils sauraient encore mieux la publier et la faire tourner à leur profit.

C'est une chose connue de tout le monde, quoi qu'en disent les partisans zélés du monument à élever à

Cauterets, qu'un pourvoyeur n'irait point acheter du combustible ailleurs que chez nous ; *Argelez*, *Azun*, *Barèges* ne pourraient en fournir ; ces vallées n'en possèdent point, et depuis long-temps elles concourent avec ceux du *Lavedan* à dégarnir les montagnes qui bordent la route de *Pierrefitte* à Cauterets : le jour viendra où *Barèges* et nos autres voisins consommeront le dernier reste de nos forêts antiques.

Si Cauterets n'était qu'un village ordinaire, et que semblable à *Barèges*, il ne fut habité que pendant la saison des eaux, ces considérations perdraient une partie de leur importance ; mais cette masse d'hommes qui durant huit mois sont exposés à l'action vive et continue d'un froid glacial, dont la violence même contribue à la dégradation de nos montagnes, nécessite des quantités prodigieuses de combustible. Forcés de garder un repos presqu'absolu qui les rend encore plus impressionnables à l'action du froid, ils mourraient congelés, si une chaleur soutenue n'excitait leurs organes et ne ranimait leur circulation éteinte. L'étranger qui ne voit Cauterets que dans ses beaux jours, se figurerait difficilement le grand nombre de causes destructives, qui tout l'hiver, le menacent ; ces menaces se réaliseront néanmoins, à mesure que nos forêts seront ravagées. Le moment approche où, comme le dit M. *Azaïs*, le montagnard aura à frémir l'été, de la peur d'être emporté l'hiver par ces neiges dont il provoque la chute avec obstination.

Quelqu'immense que soit la consommation du bois durant la saison des frimats, elle est cependant moindre que celle de l'été ; alors l'affluence des étrangers augmente la dépense du combustible au-dessus de toute expression. Si à ces causes on ajoute la consommation de l'hôpital, et les abus dont il serait le prétexte, que deviendraient nos forêts ? n'aurions-nous pas à craindre leur annihilation totale dans un pays où la reproduction est, je ne dirai pas impossible, mais extrêmement lente ?

Si à tant de motifs, nous ajoutions encore que dans un endroit d'eaux thermales où la nature a tout réuni pour soulager et guérir nos maux nombreux, nous sommes tenus de tout faire pour l'embellir et seconder ses intentions bienfaisantes, les hommes n'abattraient des arbres que ce qu'il en faudrait pour leurs besoins ; ils se feraient un devoir sacré d'épargner tous ceux dont pourraient se passer les constructions que nécessite l'état social. Alors, loin d'en faire l'objet de leurs spéculations mercantilles, ils ne verraient dans nos forêts qu'une grande source de salubrité générale ; ils sauraient que durant la nuit, les arbres transmettent à la terre les vapeurs de l'atmosphère ; que par leur intermédiaire, la nature obvie dans le jour à une évaporation trop rapide ; ils n'ignoreraient plus que les forêts suspendent les éboulemens des roches, préviennent la dissipation des terres ; car les lieux où ces productions de la nature sont en grand nombre, fussent-ils inaccessibles, n'offrent nulle part de ces déchiremens horribles que présentent partout les pentes dont la nudité est absolue ; là au contraire, la vue s'arrête avec plaisir, tout y paraît pittoresque.

Ces réflexions bien senties, pense-t-on qu'un hôpital à Cauterets puisse devenir une source de richesses pour la contrée, comme le proclament certains individus que la cupidité guide seule ? croit-on que les pertes qu'éprouveraient les propriétaires des maisons, et l'impossibilité où auraient été mille malades, de faire usage de nos eaux, seraient compensées par le bien qu'en retirerait un égal nombre de militaires ? Sans parler des malheurs que cet édifice amenerait infailliblement un jour, en résulterait-il pour le moment un avantage réel, et devrait-on par l'instigation de quelques audacieux, sacrifier ainsi une portion précieuse de ses sujets en faveur d'une autre, dont les services sont importans sans doute, mais pas assez, à mon avis, pour qu'on ne soit tenu de s'occuper que d'elle ?

Il importe que Cauterets n'ait point un hôpital ; il serait avantageux au pays, ainsi qu'aux malades, de perdre jusqu'à l'idée de sa construction. Par lui, l'existence de 600 habitans serait compromise ; par lui aussi 1200 malades resteraient sans secours. Ces raisons puissantes seront entendues ; Cauterets vivra long-temps encore pour le soulagement de l'humanité malade : un gouvernement, ami des hommes, saura resistér aux suggestions de ces êtres à prétentions qui accompagnent tous leurs projets des vues les plus flatteuses, d'espérances les plus encourageantes. Malgré leurs conseils intéressés, nous saurons ménager nos forêts, pour les rendre impérissables ; nous les utiliserons avec économie, pour n'être jamais obligés de les régénérer. L'hôpital restera dans le néant ; et dans aucun temps, nous ne serons exposés à la dure nécessité d'avoir recours à des plantations inutiles, à des semis infructueux pour repeupler ces terreins boisés encore avec toute la richesse d'une végétation abondante et vigoureuse.

CHAPITRE XXII.

Inconvéniens du déplacement projeté des sources de l'est.

Si dédaignant toutefois les considérations dans lesquelles nous venons d'entrer, on s'opiniâtrait à vouloir un hôpital à Cauterets, la saine raison et les principes chimiques s'opposent à la migration des eaux minérales de l'est ; la salubrité et l'agrément du lieu exigent également qu'on construise l'édifice au niveau des sources. Conviendrait-il en effet de faire servir nos environs les plus rians, nos promenades les plus fréquentées à la fondation d'un établissement préjudiciable à la contrée, et d'offrir à tout moment à la vue des baigneurs, que les sources du midi y attireraient encore, le triste spectacle de ces victimes du malheur.

Le peu d'aptitude qu'offre l'endroit où gissent les sources, a constamment porté les partisans de la descente de ces eaux à vouloir élever un hôpital dans le village, à les y conduire à l'aide d'un aqueduc ; et sans autre examen, ils ont décidé que cette entreprise devenait indispensable. Rien n'est plus irréfléchi que ce projet, et plus favorable à leur altération.

Sans doute le local où elles surgissent, tel qu'il est, n'est point propre à la construction d'un établissement dont on espère la plus grande utilité ; mais on le disposerait à y bâtir d'une manière convenante ; à son défaut encore et avec plus d'avantage, on pourrait se servir de l'ancien *Canarie*, reste de murs délaissés que le temps a détruit, et que le propriétaire céderait à bon compte. Ici l'édifice serait plus commode, plus sain et digne de son objet : il serait d'ailleurs facile de l'étendre, si on se servait d'un aqueduc, mauvais conducteur du calorique, et d'un diamètre en rapport avec le volume exact de cette source précieuse. Mais comme les gaz n'ont point besoin pour s'échapper de parcourir de grands espaces, on ferait le réservoir de prise d'eau, de manière à pouvoir puiser à la source dans quelques circonstances, et pour le remplissage pour lequel cette eau est particulièrement consacrée... Ces trois fontaines, quoique logées dans le même établissement, seraient distinctes et amalgamées à volonté pour l'avantage des malades. A cet effet, le local serait distribué de manière à contenir pour chacune, un réservoir, une douche, une buvette et des baignoires, proportionnellement à leur volume; les *Espagnols* fourniraient encore à un bain de vapeurs; deux piscines seraient construites aux deux ailes du bâtiment, de telle manière que le trop plein des réservoirs, les buvettes et les douches, etc., pussent s'y dégorger. Ces sources ainsi séparées, serviraient comme aujourd'hui à la guérison des maladies pour lesquelles l'expérience les a consacrées; mais au besoin, ces eaux seraient mêlées dans un réservoir commun, pour être employées dans les cas où des particularités des maladies l'exigeraient, et dans ceux où le médecin voudrait obtenir un résultat avantageux, en perturbant rigoureusement l'économie, ou en produisant des impressions insolites, mode de traitement si utile dans les maladies chroniques compliquées et si peu usité à Cauterets.

Ainsi séparés, ces deux établissemens, loin d'être inconvenans, acquerraient des avantages à l'infini. Le nombre de bains, de douches, etc., ne serait point diminué non plus par cette distribution; les sources resteraient ce qu'elles sont actuellement, et présenteraient néanmoins la faculté d'user d'une source nouvelle qu'on n'emploierait qu'avec parcimonie, jusqu'à ce que des essais multipliés eussent irrévocablement fixé ses nouvelles vertus.

Le chemin rapide qui y conduit, serait abandonné. Pour arriver à ce lieu de salut, il faudrait pratiquer deux avenues spacieuses; le terrain permet de tout entreprendre. L'une prendrait son embranchement à la route de *Pierrefitte*, et passerait près de la maison de pin; l'autre partirait du village, se réunirait à la première au-dessus de ce tas de pierres (appelé *hauhera*), pour se continuer ensuite jusqu'aux sources de l'est, et de là jusqu'à la *Raillère*, en longeant la montagne des bains, et par une pente à peine sensible.... Ces avenues seraient faites les premières pour faciliter le transport des matériaux nécessaires à la construction des édifices. Il importerait en outre de bien les entretenir; elles seraient pour Cauterets des promenades agréables; le chèvre-feuille, le sorbier des oiseaux, orneraient ces lieux agrestes; l'acacia, les hêtres et les frênes entremêlés de noisetiers, l'embelliraient encore, et ajouteraient à tout ce que leur position pourrait offrir de pittoresque.

Le défaut d'aptitude des lieux où sont les sources, ne serait donc plus un prétexte pour rendre leur descente indispensable. Nous avons prouvé qu'il est possible d'élever à la place des établissemens existans, des bâtimens assez vastes pour contenir autant de militaires que pourrait le comporter le volume des sources, et les soins de toute espèce que nécessite leur usage. Je vais dire les inconvéniens qu'il y aurait à réunir ces trois sources pour le plus grand nombre de maladies.

Ceux qui ont le plus d'intérêt à cette migration, ne se sont jamais demandé si elle serait contraire à leur vertu; s'il convenait d'amalgamer, aussi légèrement qu'ils le proposent, des eaux très-anciennement connues et vantées, chacune pour des maux particuliers?... Ne jugeant de leurs propriétés que par leurs qualités physiques, ils croient indifférent de mélanger des sources qui ne se ressemblent ni par leur chaleur, ni par les doses des substances constituantes, ni peut-être par la nature de ces dernières. Toutes, il est vrai, sont salutaires; mais aucune n'a des vertus analogues, prise même à température et à quantité égales. Les inductions pratiques attestent au contraire, qu'on ne saurait substituer l'une à l'autre sans exposer les malades à des résultats funestes. Mais comment expliquer cette singularité si, comme le proclament les analystes, nos eaux sont toutes les mêmes? n'a-t-on pas lieu de les accuser de prévention ou de mauvaise foi ?

Pause, après la *Raillère* et *Mauhourat*, est la fontaine dont on boit le plus ; sa douche convient au plus grand nombre de malades ; ses principes comme sa chaleur sont combinés de manière que des rhumatismes, des douleurs d'estomac, etc., ne peuvent guérir que par l'usage de cette eau précieuse. Que deviendrait-elle mélangée à *César* et aux *Espagnols ?* par quelle autre eau minérale serait-elle remplacée ? aucun des avantages promis, compenserait-il les cures nombreuses qui chaque année s'y opèrent ? que dis-je, cet amalgame informe, transporté, ne serait-il pas toujours nuisible ?

Il est donc vrai, je l'ai prouvé en parlant de leurs vertus, nos eaux doivent être prises séparément, puisque toutes produisent des résultats variés ; l'expérience n'autorise que ce seul moyen ; il n'y a que des analogies erronées qui puissent porter le médecin à les prescrire indifféremment ; du reste, avant d'opérer la migration des sources et de commencer des édifices dispendieux, la prudence veut qu'on fasse des expériences, qu'on collige observation sur observation pour ne rien hazarder d'inutile, et diriger sciemment les avis des gens de l'art.

On ne saurait disconvenir que ce qui a fait leur grande réputation, engage encore à les utiliser d'une toute autre manière. Mais croit-on que ces eaux reconnues efficaces dans des maladies différentes, puissent être amalgamées sans danger ? est-on sûr de ne point porter atteinte à leur vertu ? des sources à chaleur et à principes dissemblables, ne fût-ce que dans les quantités, une fois mêlées, mériteraient-elles une égale confiance ; et consciencieusement les médecins pourraient-ils ordonner ce pot-pourri dans des maladies graves, où prises isolément, elles auraient été avantageuses ?

N'en doutons point, comme chaque organe de notre économie jouit d'une sensibilité propre, quoiqu'émanée du même principe, également le calorique, l'eau, les principes fixes et volatils de chaque source, ont dans leur ensemble, une manière d'exciter qui diffère en tout de celle des autres. Les analyses ne le démontrent pas, je le sais; d'ailleurs avons-nous des données exactes pour reconnaître le mode qu'emploie la nature pour réunir ces substances simples ? non ; l'observation médicale fait ici ce qui sera toujours impossible à l'analyse chimique; elle rectifie les fausses inductions qui nous sont fournies par elle; elle nous prouve chaque jour la chétive importance des instrumens physiques pour assigner leurs qualités essentielles. Comment donc imaginer qu'il suffirait pour autoriser le mélange des eaux , de les soumettre à l'action de mille réactifs, du feu nud; de comparer les produits à ceux que de pareilles analyses donneraient pour chaque source séparément, et de partir de données aussi incertaines pour en préconiser les vertus? non, à ces moyens toujours curieux serait ajoutée l'analyse médicale sans laquelle tout n'est qu'empirisme absolu. On saurait à quels élémens simples ces eaux sont favorables; dans quels cas d'affections compliquées elles sont avantageuses; on multiplierait les expériences, on cumulerait les faits de même nature, on noterait les différences les plus légères, et alors seulement on pourrait bâtir sans erreur et avec certitude du succès.

Je finis; j'en ai dit assez pour démontrer qu'un hôpital à Cauterets deviendrait préjudiciable à la contrée, et que s'il était possible d'en bâtir un , il faudrait pour l'agrément et l'avantage du lieu , le fonder à la place des établissemens existans ; l'économie commande encore cette dernière mesure ; pour peu qu'on réfléchisse aussi que , prises à la source , nos eaux produisent toujours de meilleurs effets ; qu'avalées dans l'endroit où elles surgissent, elles ont plus de droits à notre confiance , nous aurons tous les motifs possibles pour préférer leur lieu naturel à toute idée de migration.

FIN.

TABLE
DES MATIERES.

Chap. I.   Description de Cauterets.   Pag. 1
Chap. II.   Des cascades du lac de *Gaube* et du mont
             Vignemale.   8
Chap. III.   Du *Monné*.   21
Chap. IV.   Considérations sur les vallées, et particularités
             topographiques.   26
Chap. V.   De la chaleur des eaux minérales.   42
Chap. VI.   Considérations générales sur les eaux artifi-
             cielles, et la manière de concevoir l'analyse
             des eaux minérales naturelles.   54
Chap. VII.   De quelques particularités utiles à savoir pour
             bien user de nos eaux minérales, et bien
             saisir leur mode d'action contre les élémens
             divers des affections chroniques, pour les-
             quelles elles sont généralement préconisées.   74
Chap. VIII. Du mauvais état des établissement thermaux,
             et de la manière dont il faut construire
             celui de la *Raillère*.   82
Chap. IX.   Des propriétés physiques des eaux de la *Rail-
             lère*, et des résultats obtenus de l'emploi
             des réactifs, et par l'évaporation de 23 kilo-
             grammes de cette eau minérale.   88
Chap. X.   Exposé très-court, mais nécessaire de la ma-
             nière dont plusieurs médecins conçoivent
             l'état divers des maladies, et de quelques
             affections simples pour lesquelles la *Rail-
             lère* est utile.   92
             De la faiblesse.   93
             De la douleur.   94
             Du spasme.   98
             Fièvre étique simple.   102
Chap. XI.   Des maladies composées et compliquées.   107
             Phthisies.   id.

Maladies catarrhales.   119

Du rhumatisme.   122

De la goutte.   124

Maladies convulsives.   126

De l'habitude.   pag. 129

Maladies périodiques.   id.

De l'affection mélancolique.   132

De la chlorose.   134

Maladies laiteuses.   138

Du rachitis.   142

Dartres et gale.   143

Des scrofules.   147

De la vérole.   150

Des engorgemens , obstructions et tumeurs.   154

De l'asthme.   166

Hydropisies.   171

Des diarrhées.   176

Diabetès.   182

Stérilité.   184

Ulcères.   187

Coliques.   id.

Ophtalmies.   id.

Hémorroïdes.   188

Chap. XII.   Fontaine de *Plaa* ou *St.-Sauveur.*   189

Chap. XIII.   Source du *Pré.*   192

Chap. XIV.   *Mauhourat.*   195

Chap. XV.   Bains du *Bois.*   198

Chap. XVI.   Fontaines de l'est. *César.*   201

Chap. XVII.   Bains de *Pause.*   206

Chap. XVIII.   Source des *Espagnols.*   209

Chap. XIX.   Bains de *Bruzaud.*   211

Chap. XX.   Source de *Rieumiset.*   217

Chap. XXI.   Inconvéniens qui résulteraient de l'établissement d'un hôpital à Cauterets.   220

Chap. XXII.   Inconvéniens du déplacement projeté des sources de l'est.   229

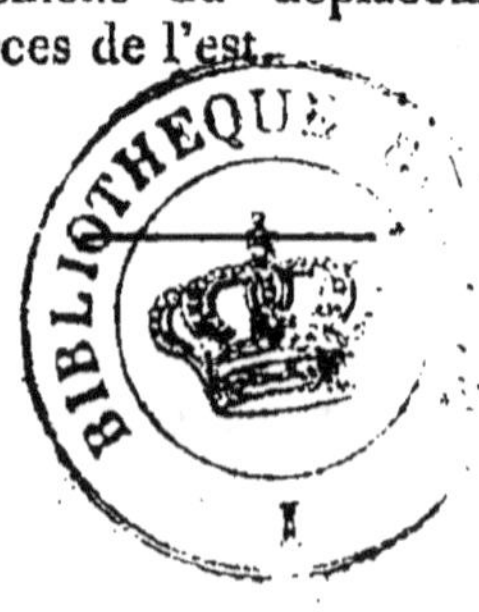

ERRATA.

Pag. 21, lig. 4, *au lieu de* pasteurs, *lisez* porteur.

Pag. 22, lig. 25, *au lieu de* peynère, *lisez* peyrenère.

Pag. 104, lig. 24, *au lieu* de olhiops, *lisez* œthiops.

Pag. 118 (Nota), lig. 3, *au lieu de* qu'il observe, *lisez* qu'il a observé.

Pag. 120, lig. 12, *au lieu de* ipécacuana, *lisez* ipéca-cuanha.

Pag. 125, lig. 22, *au lieu de* émollians, *lisez* émolliens.

Pag. 129, lig. dernière, *au lieu de* j'entens, *lisez* j'en-tends.

Pag. 135, lig. 17, *au lieu de* malades de chlorotiques, *lisez* malades chlorotiques.

Pag. 165, lig. 11, *au lieu de* toute la locomotion, *lisez* toute locomotion.

Pag. 179, lig. 25, *au lieu de* Stohl, *lisez* Stahl.

Pag. 187, ligne dernière, *au lieu de* pédilures, *lisez* pédiluves.

Pag. 189, lig. 26, *au lieu de* tocher, *lisez* toucher.

Pag. 197, lig. 4, *au lieu de* esquelles, *lisez* lesquelles.

Pag. 201, lig. 18, *au lieu de* qui mène, *lisez* qui y mène.

LE PROCUREUR DU ROI près le tribunal civil de l'arrondissement d'Auch,

A MM. les Maires et Juges de paix du même arrondissement.

Messieurs,

Les Préposés de l'Administration de l'enregistrement et du domaine ont remarqué que les tribunaux de police se dispensent, assez ordinairement, de rédiger leurs jugemens portant condamnation à l'amende, et qu'ils se contentent de faire payer et distribuer sur-le-champ le montant de ces amendes.

Il y a là un grand abus sous plus d'un rapport.

1.º L'amende est payée sans qu'il reste aucune trace de l'emploi qui en a été fait; et sans qu'il soit possible d'en faire rendre compte; et vous sentez, sans que je vous le dise, que cette manière d'agir peut avoir pour vous-mêmes des conséquences désagréables;

2.º Vous rendez illusoire l'application des peines attachées à la récidive, parce que vous faites disparaître les moyens de la constater;

3.º Vous privez le trésor royal de la répétition des droits de timbre et d'enregistrement des procès-verbaux et autres actes enregistrés en débet et du décime par franc des amendes; et ces sommes qui, dans le détail, paraissent peu importantes, forment en masse une perte considérable.

Je vous prie donc, messieurs, de faire entièrement cesser pour l'avenir un pareil abus, dont la continuation pourrait vous compromettre autant quelle est contraire au bon ordre et à vos devoirs.

Veuillez m'accuser la réception de cette lettre.

Agréez, Messieurs, l'assurance de toute ma considération.